María Angamarca
Paola Patiño
Raúl Guevara

Comportamiento de la respuesta animal

María Angamarca
Paola Patiño
Raúl Guevara

Comportamiento de la respuesta animal

Comportamiento de respuesta animal según producción, calidad del pastizal y estimación de la emisión de metano entérico

Editorial Académica Española

Imprint
Any brand names and product names mentioned in this book are subject to trademark, brand or patent protection and are trademarks or registered trademarks of their respective holders. The use of brand names, product names, common names, trade names, product descriptions etc. even without a particular marking in this work is in no way to be construed to mean that such names may be regarded as unrestricted in respect of trademark and brand protection legislation and could thus be used by anyone.

Cover image: www.ingimage.com

Publisher:
Editorial Académica Española
is a trademark of
Dodo Books Indian Ocean Ltd., member of the OmniScriptum S.R.L Publishing group
str. A.Russo 15, of. 61, Chisinau-2068, Republic of Moldova Europe
Printed at: see last page
ISBN: 978-620-3-87101-2

RESUMEN

El objetivo de la investigación fue evaluar la respuesta animal y emisión de metano entérico con relación a producción, estructura y calidad del pastizal en la granja experimental de Irquis, de la Universidad de Cuenca, parroquia Victoria del Portete, cantón Cuenca, en Azuay a 2663 msnm a los 713890 E y 9659302 N, en clima templado frío y temperatura entre 8 y 14°C, humedad relativa del 80 % y pluviosidad de 639 mm. La investigación se realizó con las vacas en producción lechera, por el lapso de 16 semanas, entre diciembre de 2018 y abril de 2019. Los parámetros evaluados fueron: composición botánica, disponibilidad, altura y estructura del pasto y la composición química. Se utilizaron tres tipos de pastizales: Kikuyo (K), Ryegrass (R) y la asociación Kikuyo-Ryegrass-Trébol (M). Se comparó la producción de leche entre los pastizales por registros y emisión de metano con ecuaciones de alta determinación. Se obtuvieron rendimientos en kgMS/ha en Ryegrass: 5300; en Kikuyo de 3590 y en la asociación de 3610 sin diferencias entre pastos y la utilización fue de 64,56 % en Ryegrass; 57,14% en Kikuyo y 61,58 % en la Mezcla. Se encontraron diferencias significativas (P 0,05) a favor del Kikuyo, que superó al Ryegrass por la producción de leche y este indicador fue similar entre el Kikuyo y la mezcla y esta tampoco difirió del Ryegrass. La emisión de metano, sin diferencias entre pastizales, arrojó valores de 39,41 l de metano /kg de leche en Ryegrass; 38,54 l de CH4/kg de leche en Kikuyo y 37,77 l/kg de leche en asociación. A pesar de las no diferencias entre pastos por la disponibilidad, se encontraron diferencias en la leche producida y no se reportaron en el metano, debido al efecto diferencial de los componentes de calidad estructural y química.

Palabras Claves: Respuesta animal, disponibilidad, consumo, composición, estructura botánica, estimación de metano.

ABSTRACT

The objective of the work was to evaluate the animal response and enteric methane emission in relation to production, structure and quality of the pasture in the experimental farm of Irquis, from the University of Cuenca, Victoria del Portete parish, Cuenca canton, in Azuay at 2663 mas at 713890 E and 9659302 N, in cold temperate climate and temperature between 8 and 14 ° C, relative humidity of 80% and rainfall of 639 mm. The research was carried out with dairy cows, in 16 weeks, between December 2018 and April 2019. The parameters evaluated were: botanical composition, pastures yield, height and structure of the pasture and chemical composition. Three types of grassland were used: Kikuyo (K), Ryegrass (R) and the Kikuyo-Ryegrass-Clover association (M). Milk production between pastures by records and methane emission was compared with equations. Yields in kgMS / ha were obtained in Ryegrass: 5300; in Kikuyo of 3590 and in the association of 3610 without differences between pastures and utilization, it was 64.56% in Ryegrass; 57.14% in Kikuyo and 61.58% in the association. Significant differences (P 0.05) were found in favor of Kikuyo, which surpassed Ryegrass due to milk production, and this indicator was similar between Kikuyo and the mixture, and this did not differ from Ryegrass either. Methane emission, without differences between pastures, yielded values of 39.41 l of methane / kg of milk in Ryegrass; 38.54 l of CH_4/kg of milk in Kikuyo and 37.77 l / kg of milk in association. Despite the no differences between pastures due to yields, differences were found in the milk produced and not reported in methane, due to the differential effect of the components of structural and chemical quality.

Keywords: Animal response, availability, consumption, composition and botanical structure, methane estimation.

INDICE

LISTA DE TABLAS

LISTA DE GRÁFICOS

LISTA DE ANEXOS

DEDICATORIA

A Dios por permitirme estar en donde estoy y concluir con esta etapa de mi vida. A mi hijo Mateo, por ser mi mayor fortaleza para salir adelante. A mis padres María y Manuel, a mis hermanos Edison y Elizabeth por brindarme el apoyo, los consejos y sus enseñanzas para culminar esta meta.

María Alexandra Angamarca Padilla

DEDICATORIA

A mi Madre quien con su amor, fortaleza y apoyo me condujo hasta aquí. A mi hija quien ha sido el motivo principal de mi esfuerzo, perseverancia y mi mayor motivación. A Oswaldo mi compañero de vida, quien ha alentado y apoyado cada una de mis decisiones siendo parte de ellas. A Jorge Atiencia quién ha sido como un padre para mí, ha estado para aconsejarme y guiarme siendo un ejemplo a seguir, a mi hermano Junior quien me alienta a mejorar.

Paola Andrea Patiño Puma

AGRADECIMIENTO

Agradezco a Dios por permitirme estar en el lugar que me encuentro. A la Universidad de Cuenca, Facultad de Ciencias Agropecuarias por permitirme realizarme como una profesional. A la granja de Irquis por permitirnos realizar nuestra investigación.

A nuestro director de tesis, Dr. Raúl Guevara Viera, mi agradecimiento sincero por su paciencia, dedicación y guía en esta investigación.

A mi amiga y compañera de tesis Paola Patiño, por formar parte de esta investigación, por su tiempo y paciencia. A mis compañeros y amigos Ángel, Paola y Karina, por sus consejos y ayuda para culminar con este proyecto.

A mi hijo Mateo, por ser la luz que guía mi camino, mis padres María y Manuel, mis hermanos Edison y Elizabeth, por todos sus consejos, apoyo brindado, y por todas las alegrías y tristezas durante este periodo de estudio. Sin su apoyo no pudiera haber cumplido este objetivo.

Un agradecimiento para todos mis amigos, compañeros y familiares que estuvieron apoyándome de una u otra manera durante esta etapa de mi vida muchas gracias.

María Alexandra Angamarca Padilla

AGRADECIMIENTO

Quiero agradecer a Dios por permitirme llegar hasta aquí. A la Universidad de Cuenca por haber permitido mi desarrollo como profesional. Agradezco al Dr. Raúl Guevara Viera, quien dedicó su tiempo, conocimientos y paciencia a la dirección de esta investigación.

A Oswaldo y Estefanía, quienes han sido parte fundamental para lograr esta meta en mi vida, soportando dificultades e inspirándome a continuar, les agradezco de verdad.

A mi madre Rosa y su esposo Jorge, ustedes han apoyado desde el inicio hasta su fin mi meta de profesionalización, creyendo en mis capacidades y siendo un impulso todo el tiempo. A mi hermano, gracias.

A mi amiga y compañera de tesis María Alexandra Angamarca Padilla, gracias por ser parte de este trabajo.

A Ángel Carangui y Paola Faicán, por su dedicación y apoyo constante, gracias.

Paola Andrea Patiño Puma

1. INTRODUCCIÓN

Los sistemas ganaderos con pastizales de media y baja productividad, son un problema muy típico en el trópico y subtrópico, pueden tener efectos negativos duraderos, entre ellos se encuentran; reducción en la fertilidad del suelo, pérdida de la biodiversidad, pero también beneficios ambientales y la reducción de los gases de efecto invernadero generados por la actividad pastoril, con una probable reducción en la emisión de Metano (CH4) que puede alcanzar valores muy importantes. (Guerrero, 2010; Uribe *et al*, 2011; Guevara *et al.*, 2012; Roca *et al.*, 2013).

Los resultados de indicadores de sostenibilidad agroambiental en sistemas lecheros, reciben hoy en día una atención priorizada, por alcanzar más eficiencia aún con bajos suplementos en el intento de lograr menor costo de energía por kg de leche, producida por vaca y por ha, reducir el potencial de calentamiento global (GWP) en los sistemas lecheros y disminuir la descarga de minerales al ambiente (Guevara *et al,* 2016). En este caso se hace necesario para los sistemas ganaderos que se manejan en la región, aplicar este tipo de análisis y pueda ser un referente de las estrategias a lograr para esta actividad agrícola.

Un mayor consumo de pastos y de producción láctea como respuesta, son acordes al potencial animal, al aprovechamiento de la calidad de los pastos con mejores condiciones para la cosecha de hierba y que pueden, en forma estable, alcanzar entre 10-18 kg de leche/vaca/día, con mínima suplementación (Cowan, 2005; Holmes, 2006; Pulido *et al.,* 2010).

En los índices de producción y de acuerdo a las características de estos sistemas basados en especies como Kikuyo y en menor nivel asociaciones de Ryegrass-Trébol blanco y aplicaciones cercanas a 40 kg/ha/año de N2, los valores de rendimiento por vaca y por ha/año son acordes a los reportados para las condiciones de la zona sur de la sierra y están en cifras muy similares a los reportes de Vázquez y Pintado (2016) que muestrearon granjas lecheras de

María Alexandra Angamarca Padilla
Paola Andrea Patiño Puma

diferentes escalas en uso del suelo y tecnología informaron resultados muy similares para las mejores granjas de más eficiencia.

Los índices agro-ambientales encontrados, están en relación de semejanza muy cercana con resultados de los análisis para sistemas lecheros de clima templado en zonas de Europa, Argentina, Nueva Zelanda y Estados Unidos (Holmes , 2006; Hristov *et al.*, 2006; Capper *et al.*, 2009; Kristensen *et al.*, 2011; Bargo, 2014; Guevara *et al.*, 2016) y en el caso de indicadores energéticos como el balance, se demuestra gran potencial para convertir más energía a productos beneficiosos y los ingresos energéticos por cada 100 kg de leche, son adecuados a los aportes de este factor (Capper *et al.*, 2009; Kristensen *et al.*, 2011; Bargo, 2014).

Los sistemas lácteos eficientes emiten menos gases de efecto invernadero por unidad de leche, que los predichos con emisiones menores de 1.09 kg CO2-eq / kg de leche, en otros (Capper *et al.*, 2009; Kristensen *et al.*, 2011; Bargo, 2014). Este mismo autor indica, que emisiones calculadas de la industria láctea de EE.UU, son de 1,35 kg de CO2-eq por kg de leche, centrándose en la producción convencional. En relación a los aportes de metano y su equivalencia a C02, los estimados demuestran que aún pueden ser reducidos, si las estrategias de manejo del sistema son adecuadas a los recursos disponibles, con énfasis en la agrotécnia y manejo del pastizal, para maximizar su uso y reducir el balanceado que es un alimento extra al sistema e incrementa los costos.

En metano, PIV fue menor ($P<0,05$) con 20,8 l de CH4/kg de leche/vaca/día. Un aumento del Kikuyo entre 10 y 50 % redujo 3,9 kg/v/día de leche e incrementó metano en 2,9 l de CH4/kg de leche/v/día. Los cambios de composición en los potreros, favorables a especies de gramíneas y leguminosas de mayor valor alimentario, permitieron un incremento sensible de la producción de leche y una reducción del metano emitido por las vacas en pastoreo, con un patrón inverso de este comportamiento para el aumento del pasto Kikuyo y otras especies de menor valor alimentario.

El tipo de pastizal por las especies de gramíneas y leguminosas en su composición botánica, afecta la oferta de materia seca, la producción de leche diaria de los animales en pastoreo, la emisión de metano y la eficiencia bio-económica del sistema (Guevara, 1999; Milera, 2013; Baldini *et al.,* 2017). Trabajos de autores como Holmes (2006); Grainger y Beauchemin (2011) y Baldini *et al.* (2017) reportan una caída de la producción de leche/vaca, cuando se incrementan en pastizales templados las especies pratenses menos nutritivas.

Pocos estudios (Henriksson *et al.* 2011; Kristensen *et al.* 2011) han evaluado las emisiones de GEI relacionadas con la producción de leche basada en datos reales de la granja, y en particular, los sistemas orgánicos de bajos insumos están poco investigados. Anteriormente, los estudios de AGV sobre la producción lechera orgánica tienen evaluó los impactos de un país específico per se (Thomassen *et al.,* 2008; Kristensen *et al.,* 2011; De Boer 2003; Cederberg y Mattsson 2000). La investigación relevante en este campo es de Guerci *et al.*, (2013), pero incluían pocas granjas orgánicas en su estudio. Típicamente, los sistemas lácteos de bajos insumos son menos diversos y dependen más de los recursos en la granja que la agricultura ganadera intensiva.

1.1. OBJETIVOS

1.1.1. General

Evaluar la respuesta animal y emisión de metano entérico con relación a producción, estructura y calidad del pastizal en la granja experimental de Irquis.

1.1.2. Específicos

- Determinar la relación entre disponibilidad forrajera, consumo y producción láctea.
- Estimar la producción de metano entérico generada por el hato de producción.

1.2. Hipótesis

La composición y calidad de forraje entre pastizales afecta la producción láctea y la emisión de metano.

2. REVISIÓN DE LITERATURA

2.1. Generalidades

Habitualmente, es posible encontrar relaciones consistentes entre la composición botánica de cada potrero y la producción de leche de vacas en pastoreo, tanto en pasturas templadas como subtropicales y en ecosistemas del llamado trópico alto, este nexo se ha reportado en diversos estudios a campo (Guevara, 1999; Bryant *et al.,* 2013). Esta relación se ha explicado en trabajos de autores como Holmes (2006) y Baldini *et al.* (2017) que reportan un incremento de la producción de leche/vaca, con más consumo de proteínas y energía a medida que en la composición botánica del pastizal se incrementan las especies de gramíneas y leguminosas de mayor valor en rendimiento y nutrientes como Ryegrass y Trébol Blanco respectivamente en vacas de mediano-alto potencial. Esto último se asocia también con una posible reducción de la emisión de metano, al haber una mayor utilización de los nutrientes para un mayor rendimiento lechero y menor pérdida de eficiencia en la digestión ruminal, que obligadamente genera metano, aunque en menor medida en este caso por mayor valor de la dieta ingerida por el animal.

Un efecto contrario a lo anterior, reportan Grainger y Beauchemin (2011) y Pintado y Vázquez (2016) cuando informan respuestas inferiores en producción de leche en pastizales que sufren deterioro en su composición botánica porque han sido invadidos por Kikuyo (*Pennisetum clandestinum, Schum*) y otras especies de menor valor alimentario, donde la producción de leche se reduce en modo significativo tal y como ocurre en el estudio al incrementarse él % de Kikuyo en 45 unidades porcentuales y de pastos de menor valor nutricional en 10 unidades porcentuales, lo que provoca un incremento de la emisión potencial de Metano como GEI (Grainger y Beauchemin, 2011; Bunglavan, 2014; Baldini *et al.,* 2017). Los valores emitidos de metano, son coincidentes con los reportados en trabajos como los de Ulyatt y Lasey (2001) y Baldini *et al.* (2017).

2.2. Anatomía y Fisiología Ruminal

El estómago de los bovinos se forma por cuatro compartimentos: rumen, retículo, omaso y abomaso. El rumen, de mayor tamaño, cuenta con una capacidad entre el 15 - 21% del peso corporal de un bovino y se encuentra separado del retículo por un pliegue formando el retículo-rumen, estas dos estructuras se encargan de almacenar alimentos, permitir la regurgitación, y la fermentación anaerobia de los alimentos a nivel ruminal, en el omaso se separa el material sólido del contenido ruminal y en el abomaso se da la digestión proteica (García y Gingins, 1969).

Los rumiantes han adaptado su tracto gastrointestinal anterior para poder degradar la celulosa y hemicelulosa a través de una simbiosis de poblaciones microbianas y de esta manera aprovechar al máximo los productos resultantes de la fermentación como fuente de energía, proteína y vitaminas (Roteger, 2005). Lo cual los hace aptos para alimentarse con forrajes de baja calidad con alto contenido de celulosa que son inutilizables en otras especies (Cangiano *et al*, 2002).

2.2.1. Microorganismos Ruminales

Dentro del ecosistema del rumen existe una población microbiana que comprende bacterias, protozoarios y hongos; estos son anaerobios estrictos, sin embargo, existen algunas especies que pueden ser facultativas. Cada mililitro de contenido ruminal alberga alrededor de 10.000 a 50.000 millones de bacterias aproximadamente, sin embargo, el número relativo de las diferentes especies dependerá de la composición y estructura de la dieta (Nava y Díaz, 2001).

La microbiota se encuentra distribuida en tres ambientes diferentes dentro del sistema ruminal. Existe una población microbiana adherida al epitelio ruminal, una fracción se encuentra libre en el fluido ruminal y por último una porción que se encuentra adherida y en íntimo contacto con las partículas alimenticias, estas tres fracciones microbiológicas son diferentes en composición (Fraga, 2010).

Esta masiva comunidad de microorganismos fermenta el material vegetal, entregando como productos principalmente ácidos grasos volátiles (AGV), metano y dióxido de carbono. Los AGV son removidos del rumen mediante el transporte a la circulación y son aprovechados por el rumiante como principal fuente de energía y carbono, los gases en cambio, son eliminados por la vía del eructo (Grudsky y Arias, 1983).

Los rumiantes se distinguen del resto de los animales por la adaptación morfo-fisiológica de la parte anterior de su estómago. Esta peculiaridad les permite convertir alimentos fibrosos y proteínas de baja calidad, incluso el nitrógeno no proteico (NNP), en nutrientes de calidad para los animales, como son la proteína microbiana y los AGV (Dewhurst *et al.,* 2000; Orskov 2013).

Se conoce que la adquisición de las fuentes de proteínas requiere de una proporción importante del presupuesto de alimentación en cualquier sistema productivo. La utilización de concentrados proteicos incrementa los costos de producción y aumenta los riesgos y dependencias del sistema. Sin embargo, la proteína microbiana que se produce en el rumen proporciona más de la mitad de los aminoácidos absorbidos por los rumiantes y puede constituir entre 70 y 100% del nitrógeno (N) disponible en las partes bajas del tracto digestivo en animales que consumen dietas fibrosas con bajo contenido proteico (Rodriguez, Sosa y Rodríguez, 2007).

Los estudios de nutrición de rumiantes se dirigen a conformar dietas que maximicen la producción de proteína microbiana en el rumen, ya que reducen la necesidad de suplementar la alimentación animal con fuentes de proteínas no degradables en el rumen. Desde el punto de vista ecológico, incrementan la fijación del carbono en la biomasa microbiana y reducen las pérdidas de carbono en forma de dióxido de carbono y metano (Blümmel *et al.,* 1997; Preston, 2013; Orskov 2013).

El rumen constituye una ventaja evolutiva importante, porque permite al animal el consumo de alimentos fibrosos y de NNP, sin embargo, desde el punto de vista de la utilización de la proteína verdadera de la dieta, el sistema es ineficiente (Wu y Papas, 1997). En vacas lecheras que consumen concentrados ricos en proteínas, la eficiencia de conversión del N del alimento en N en la leche, oscila entre 18 y 32% (Dewhurst et al., 2000). Existen numerosas revisiones acerca del metabolismo del N en el rumen (Orskov 1992, Stern *et al.*, 1994, Dewhurst *et al.*, 2000, Bach *et al.*, 2005 y Nolan y Dobos 2005).

2.2.1.1. Bacterias

Las bacterias son el tipo de microorganismos más importante del rumen tanto en cantidad como en funcionalidad, ya que representan la mitad de la biomasa ruminal y una mayor proporción de la actividad metabólica ruminal. Esta es una población sumamente compleja; existen aproximadamente unas 200 especies de bacterias ruminales. Estas suelen clasificarse de acuerdo con el principal sustrato que actúan, resultando en dos grandes grupos: celulolíticas y amilolíticas (Campos Cuellar, 2008).

2.2.1.2. Protozoos

La población de protozoarios en el rumen es menor a la bacteriana; aunque su número es menor en comparación con las bacterias, estos microorganismos tienen mayor volumen individual, dando lugar a una masa de protozoarios semejante a la masa bacteriana. Su principal función es la de consumir y metabolizar azúcares solubles, hidrolizar bacterias para usarlas como sustratos logrando de esta manera limitar el crecimiento bacteriano y frenar la digestión de sustratos que se fermentan con rapidez como el almidón (Nava y Díaz, 2001).

2.2.1.3. Hongos

Los hongos alojados en el rumen han demostrado tener un amplio rango de enzimas que pueden degradar los principales carbohidratos estructurales (celulosa y hemicelulosa) de las paredes celulares del pasto (Obispo, 1992).

La acción de estos microorganismos resulta en varios productos finales tales como AGV: (acético, propiónico y butírico), los cuales son la principal fuente de energía para el rumiante y gases principalmente dióxido de carbono y metano (Van Lier y Regueiro, 2008).

Los hongos participan en este proceso y degradan nutrientes y otros factores como Lignina para ayudar a formar AGV a las Bacterias Acetogénicas, Butirogénicas y Propiogénicas (Orskov, 2013; Pedraza, 2019).

2.3 Consumo de Pastos y Forrajes

En condiciones de pastoreo se producen interacciones entre las plantas y el animal, las cuales influyen cuantitativa y cualitativamente en el consumo de nutrientes (Gutiérrez *et al.*, 2005). Las características estructurales y químicas del pasto, la composición botánica y las prácticas de manejo, regulan el consumo y el comportamiento animal (Pérez Infante, 2010).

Es necesario conocer cuánto consume el animal de los alimentos suministrados, esto es fundamental en el manejo de los sistemas de producción al pastoreo, pues establece la disponibilidad de nutrientes para la producción animal (Estrada *et al.*, 2014).

Determinar el consumo voluntario de las vacas lecheras en pastoreo, es una variable de interés en la ganadería debido a que uno de los problemas más usuales asociados a la producción de leche, son; la subalimentación y la pérdida de peso por movilización de reservas corporales, lo cual incide sobre la eficiencia reproductiva, el rendimiento lácteo y la eficiencia productiva del sistema ganadero (Ray *et al.*, 2016).

El consumo y la calidad de la materia seca ingerida son necesarias para explicar las diferencias en producción animal proveniente de distintas especies forrajeras; a medida que se incrementa el consumo de materia seca por parte del ganado en pastoreo, se incrementa también, su nivel individual de producción hasta llegar a su máxima capacidad o potencia (Castillo, 2007).

El consumo varía de acuerdo a la oferta forrajera disponible para los animales; la relación entre el consumo de materia seca y cantidad de forraje, que a bajas disponibilidades y dependiendo de la capacidad de cosecha del animal (factores no nutricionales), limita el consumo por una regulación a través del comportamiento ingestivo (peso de bocado, tasa de bocados y tiempo de pastoreo), además es afectado a través de la selección de la dieta y la estructura de la pastura (Dulau, 2011). No solo el FDN determina el consumo del pasto, hay varios factores como; la disposición de las hojas en la estructura canopial del pasto, el porcentaje de hojas jóvenes y el valor nutritivo del primer estrato del pastizal que pueden influir (Hodgson, 1990).

2.3.1 Factores que Intervienen en el Consumo

El mantenimiento del animal, el aumento de peso y la producción de leche dependen en gran medida del consumo de alimentos (Arujo, 2005). Los rumiantes toman decisiones de consumo jerárquicamente, desde el área geográfica de pastoreo, hasta la zona de consumo y en una menor escala sobre la planta consumida en cada bocado (Tarzona *et al.*, 2012).

Teóricamente un animal debe consumir pasto hasta cubrir sus requerimientos nutricionales, pero este consumo es limitado por factores físicos y fisiológicos del animal, de la planta y el medio ambiente; el uso de estrategias adecuadas que integren estos tres componentes pueden ser determinantes en una explotación ganadera (Mejía, 2002).

2.3.1.1 Factores Relacionados al Animal

La ingestión de alimentos por el animal está controlada por mecanismos fisiológicos que indican al animal cuando siente hambre y cuando esta saciado, los cuales son controlados por el hipotálamo. Dentro de los factores limitantes del consumo relacionados con el animal tenemos: el tamaño y peso, estado fisiológico, estado de salud y las experiencias individuales que haya tenido el animal (Arujo, 2005).

2.3.1.1.1 Tamaño y Peso

La capacidad física del tracto digestivo es un factor limitante ya que el máximo nivel de consumo se expresará por efecto de los requerimientos energéticos del animal. La demanda de energía es proporcional al tamaño corporal o peso metabólico y condición corporal del animal (Tarzona *et al.*, 2012).

En animales en crecimiento, comprende un aumento de tejidos de estructura como son los huesos, músculos y demás órganos del cuerpo. Durante esta fase del proceso biológico, las diferentes partes del cuerpo crecen a diferente velocidad, variando la composición química del organismo, con la edad del animal. Esto hace que los requerimientos de nutrientes tanto como su calidad, varíen de acuerdo con el grado de desarrollo (INIA-INDAP, 2006).

2.3.1.1.2 Estado Fisiológico

Durante las fases de crecimiento y los ciclos reproductivos se presentan importantes cambios en las necesidades nutricionales de los animales en pastoreo. En las etapas de preñez y lactancia interviene un considerable incremento en la demanda de energía, sin embargo, genera distintos efectos en el consumo voluntario, ya que un bovino gestante presenta una limitación en su capacidad digestiva en respuesta al crecimiento uterino y la compresión ruminal (Ruiz, 2016).

2.3.1.1.3 Salud

El consumo de materia seca puede verse afectado cuando existe alguna alteración fisiológica llevando al animal a un estado de enfermedad; cuando el animal está cursando por un proceso infeccioso que le genera malestar, puede llevarlo a un cuadro de anorexia e incluso a la desnutrición (Vargas, 2013)

2.3.1.2 Factores Medioambientales

La fisiología, comportamiento y salud animal se pueden ver influenciados por el medio ambiente en el cual los animales se desarrollan, lo cual puede afectar significativamente el desempeño económico los mismos. La manera en que el ganado hace frente a estas condiciones medioambientales se da por medio de modificaciones fisiológicas y de comportamiento manifestando así cambios en los requerimientos de nutrientes (Arias, Mader y Escobar, 2008).

2.3.1.2.1 Temperatura Ambiental

Cuando la temperatura se excede los 26ºC se inicia una reducción del consumo de materias seca, como estrategia para mantener la temperatura óptima ya que al reducir el consumo existe una disminución del calor generado por la fermentación ruminal (Arujo, 2005).

2.3.1.2.2 Humedad Relativa

Es considerada en factor de potencial estrés en el ganado, ya que acentúa las condiciones adversas de las altas temperaturas. Los efectos se relacionan a la reducción en la disipación de calor por sudoración y respiración resultando en una nula reducción de la temperatura corporal, por esta razón los animales tienden a cambiar sus hábitos alimenticios de pastoreo (Vélez, 2013).

2.3.1.2.3 Radiación Solar

Es un factor que afecta el balance térmico del ganado, ya sea de onda corta u onda larga impacta en la carga total de calor, en el estrés por calor sobre los animales y en la tasa de respiración; afectando sobre todo a bovinos de piel y pelaje oscuros (Arias, Mader y Escobar, 2008).

2.3.1.3 Factores Relacionados a la Dieta

La cantidad, calidad y digestibilidad del alimento disponible, así como el olor y la palatabilidad del mismo son factores determinantes del comportamiento de consumo en rumiantes (Araya *et al.*, 2012). Cuando la dieta tiene una alta concentración de energía, vitaminas y minerales disponibles el animal consume hasta satisfacer su apetito, contrario a una dieta con bajo valor nutritivo ya que el consumo del animal se limita por su capacidad digestiva (Galli, Canguiano y Fernández, 1996).

Existen características no nutricionales de los pastos, relacionadas con la estructura de la cubierta vegetal, que pueden afectar la facilidad de la cosecha y consecuentemente el consumo de materia seca (Macías y Villamizar, 2015).

2.3.1.3.1 Digestibilidad

Es la medida del valor nutritivo del alimento; la digestibilidad de las praderas disminuye en relación al aumento de la proporción de material seco. Cuando aumenta la digestibilidad se incrementa el consumo, aunque la relación entre consumo y digestibilidad se ve afectada por las especies forrajeras y por el porcentaje de hojas-tallos (Suárez, 2005).

2.3.1.3.2 Palatabilidad

La aceptación de una planta por parte del animal está influenciada por la estructura física y química de la planta y por las costumbres de consumo del ganado (Ramírez F. D., 2009). Debido a que las preferencias de los animales están relacionados a factores individuales, sociales y ambientales no es posible generalizar que un alimento sea palatable para una especie o grupo (Tarazona *et al.*, 2012).

2.3.1.3.3 Altura del Pastizal

La medición de la altura de la pastura es una herramienta común del manejo de bovinos en pastoreo, ya que conjuntamente con la densidad forrajera determinaran la cantidad de materia seca o biomasa que produce un potrero (Reyes, 2006). La altura de la planta se mide desde el nivel del suelo hasta las hojas, las cañas florales no se miden, lo que interesa es describir la cantidad de material foliar (Bolleri y Oliva, 2001).

2.3.1.3.4 Oferta y Disponibilidad Forrajera

Los dos principales factores que influyen en el consumo del ganado en pastoreo son la cantidad y calidad del pasto disponible (Dillon, 2006). La oferta hace referencia a la cantidad de alimento entregada al animal diariamente; esta asignación debería ajustarse a los requerimientos de los animales en cada etapa fisiológica. Mientras que la altura de la pradera y la facilidad de cosecha hacen referencia a la calidad forrajera, a mayor disponibilidad menor calidad del pasto (Mendoza y Lascano, 1986).

La medición de la biomasa disponible en las pasturas brinda información de gran importancia para las fincas ganaderas debido a la relación directa que existe entre el material ofrecido por día a los animales en pastoreo (kg. vaca^{-1}) y su efecto sobre la carga animal (CA), según Tozer, Bargo y Muller, (2004) a mayor disponibilidad, la CA tiende a disminuir al igual que la eficiencia de los animales en pastoreo. Las prácticas de manejo y utilización de las pasturas en fincas lecheras determinan en gran medida la eficiencia en el uso de los recursos (Villalobos , Arce y WingChing, 2013).

2.3.1.3.5 Estructura del Pastizal

La estructura de la pastura determina la productividad primaria y secundaria de los ecosistemas pastoriles, pues afecta su crecimiento (al determinar el IAF), su persistencia (a través de la población de macollos) y su utilización por el animal. Las características estructurales en respuesta al ambiente y/o manejo del pastoreo sufren modificaciones progresivas y reversibles con el objetivo de restablecer el equilibrio entre demanda y suministro de recursos (Saldanha, Boggiano y Cadenazzi, 2010).

Algunas características que definen la pastura tales como la densidad de las plantas, la distribución de especies en el área, el tamaño de las plantas y la relación entre tallos y hojas pueden influir sobre la selectividad debido a que modifican el tamaño de bocado del animal el cual es un factor determinante en el consumo (Tarazona *et al.*, 2012).

2.3.1.3.5.1 Tallos

Varían mucho de una especie a otra, en su desarrollo, orientación, grado de lignificación. Pueden ser cortos o largos, tiernos o leñosos, aéreos o cañas subterráneos o rizomas, rastreros y en algunas especies tuberosos (Hughes, Heath y Metcalfe, 1966).

2.3.1.3.5.2 Material Muerto o Senescente

El material muerto hace referencia al porcentaje o cantidad de hojas secas dentro de la pradera; es el proceso de envejecimiento de las células vegetales que conforman las hojas y dan como resultado la muerte de las mismas (Capdevielle y García, 2005).

2.3.1.3.5.3 Inflorescencia

Esta compuesta por un gran número de flores agrupadas en un eje, varían entre tamaño forma y vistosidad. Existen tres tipos básicos de inflorescencia: panícula, racimo y espiga (Dávila, Sánchez, y Cabrera, 1993).

2.4 Composición Botánica

Conocer la composición botánica de la pastura, es necesario para una buena elección de alternativas de manejo de pastoreo, asignación de la carga animal, rotación de potreros y duración del pastoreo (Reyes, 2006).

2.4.1 Composición por Especies del Pastizal

En la superficie dedicada a la agricultura en el Ecuador, la categoría de pastos cultivados encabeza la lista con 48.1%, que equivale a 3 409 953 ha, y 19,3% corresponde a pastos naturales. Distribuyéndose de la siguiente manera: en la sierra con mayor superficie de pasto del 25,2% y 21,8% dedicada a pastos naturales y cultivados respectivamente, luego la costa con 33,8 % y el oriente con 32,5 % de pastos (INEC, 2012).

Entre las especies forrajeras de mayor predominio y uso en la sierra ecuatoriana podemos citar: Kikuyo, Ryegrass, Alfalfa, Pasto Azul, Trébol, la mayoría de pasturas están compuestas de mezcla de varias de estas especies (MAG, 2003).

María Alexandra Angamarca Padilla
Paola Andrea Patiño Puma

2.4.1.1 Ryegrass Perenne *(Lolium perenne)*

Se adapta en zonas entre los 1800 y 3600 msnm, su crecimiento se reduce sobre los 3000 msnm y los períodos de recuperación se deben prolongar entre 2 y 4 semanas. Los suelos donde crece deben ser de media a alta fertilidad, con un drenaje adecuado y pH superior a 5,5. Esta gramínea es poco afectada por plagas y enfermedades (Villalobos y Sánchez, 2010).

Tabla 1. Contenido de nutrientes de materia seca de pasto Rye grass *(Lolium perenne L.)*

Nutrientes	
Energía Metabolizable (MJ kg MS-1)	11.4
Nitrógeno,%	3.9
Nitrato,%	1.1
Proteína cruda,%	24.3
Fibra detergente Acido,%	23.0
Fibra detergente neutro,%	49.0
Carbohidratos solubles en agua,%	7.8
Calcio,%	0.5
Fósforo	0,3
Potasio,%	2,2
Magnesio,%	0.3

Adaptado de Fulkerson 2007.

2.4.1.2 Kikuyo *(Pennisetum clandestinum)*

Es una gramínea, perenne, que se extiende superficialmente o bajo tierra a través de estolones o rizomas. Estos estolones presentan una alta viabilidad al ser propagados vegetativamente. Esta gramínea puede tener un crecimiento erecto o semi-erecto alcanzando alturas entre 50 y 60 cm. Las hojas logran entre 4,5 a 20 cm de largo y de 6 a 15 mm de ancho (Martínez *et al.*, 2018).

Su tasa de crecimiento se ve afectada por las condiciones climáticas. Crece naturalmente en suelos profundos de origen volcánico; crece muy bien en suelos fértiles con altos niveles de nitrógeno y bien drenados, aunque tolera el encharcamiento moderado, la alta salinidad y la acidez y su nivel nutricional decrece, rápidamente, con la madurez de la planta (Aspirilla, Medina y Cerón, 2019).

Tabla 2. Composición química del pasto kikuyo *(Pennisetum clandestinum).* En muestras recolectadas en varias localidades del departamento de Antioquia, % MS

	PC	EE	Cen	FDN	FDA	CNE
Promedio	21.5	3,63	10.6	58.1	30.3	13.4
Máximo	27.1	4.71	13.9	66.9	32.8	17.2
Mínimo	15.4	1.63	8.65	51.7	28.3	8.93
D.E.	3.26	0.82	1.71	3.91	1.20	2.51
C.V.,%	15.9	22.6	16.1	6.73	3.95	18.7
N	39.0	27.0	27.0	36.0	19.0	23.0

D. E. = Desviación estándar; PC = proteína cruda; EE = extracto etéreo; Cen = cenizas; FDN = fibra en detergente neutro; FDA = fibra en detergente ácido; CNE = carbohidratos no estructurales (CNE = 100 – (PC + EE + FDN + Cen) + PCIDN (Proteína Cruda Insoluble en Detergente Neutro), NRC 2001). Fuente: (Correa *et al.*, 2014)

2.4.1.3 Trébol Blanco *(Trifolium repens L.)*

Este pasto es de la familia de las Fabáceas. Planta perenne, florece desde principios de primavera y en algunos lugares durante todo el año (Eroles y Crosetti, 2018). Su inflorescencia es de color blanco, con alto porcentaje de proteínas, fuente de vitamina A, buen contenido de calcio, fija el nitrógeno atmosférico, provee buena cobertura a suelos erosionados, es resistente a las heladas, es agradable y suave para el consumo animal (INIA, 2012). El trébol blanco es utilizado como acompañante de gramíneas en mezclas forrajeras destinadas a la producción animal, principalmente por el alto valor nutritivo que aporta al forraje consumido (Miñon, Gallego y Barbarosa, 2013).

Tabla 3. Composición Química del Trébol blanco

Composición nutricional	Cantidad
Materia Seca	21,00
NDT, %	13,70
Energía digestible, Mcal/kg	0,60
Energía metabolizable, Mcal/kg	0,50
Proteina (TCO), %	4,50
Calcio (TCO), %	0,28
Fósforo total (TCO), %	0,07
Grasa (TCO), %	0,70
Ceniza (TCO), %	2,80
Fibra (TCO), %	3,40

Fuente: (Gélvez, 2008)

2.5. Necesidades Nutricionales del Ganado de Producción

El organismo tiene requerimientos nutricionales lo cual está sujeto a múltiples factores: peso, condición corporal, medio ambiente, cantidad de leche producida, raza, edad, tipo de ordeño y tipo de alimentación (Duran, 2011; McDonald *et al.*, 2013). Las variaciones en la producción de leche corresponden a varios factores a la genética 10%, el manejo 30-40% y a la nutrición 50-60% (Escobosa, 2016).

2.5.1 Consumo de Materia Seca

El establecer los requerimientos nutricionales de un hato de ganado va más allá de sólo buscar en una tabla y conseguir una estimación de sus necesidades. Se debe iniciar con el desarrollo de una base de información acerca del hato (tamaños, edades, razas, crecimiento) la cual se pueden utilizar para identificar mejor las necesidades del ganado (Ramírez , 2013).

El consumo de materia seca está influenciado por el peso vivo del animal, la etapa de producción, la composición de la dieta y el contenido nutricional, este mismo, se ve incrementado por altas cantidades de energía y proteína (Maiztegui, 2001). Cuando la alimentación de los bovinos es en base al aporte forrajero se debe tener en cuenta la disponibilidad de la pastura, la cantidad previa al pastoreo y la pastura ofrecida por vaca (Bargo, 2008).

Según los Requerimientos Nutricionales de Ganado Lechero (NRC) 2001, toma en cuenta el 15% de declive en el consumo de materia seca durante las tres primeras semanas post parto, se considera que este incrementa con la digestibilidad de la dieta y decrece cuando se eleva el contenido de humedad (Escobosa, 2016).

Tabla 4. Consumo probable de alimento con base de materia seca cuando se administra una dieta completa de libre acceso.

Kg de leche	Forraje Concentrado **	Peso de la vaca				
		450	500	550	600	635
		Porcentaje en peso vivo animal *				
0	95:05	1.96	1.93	1.85	1.81	1.75
9	80:20	2.61	1.47	2.35	2.25	2.11
18	70:30	3.21	3.02	2.85	2.72	2.54
27	60:40	3.87	3.63	3.42	3.24	3.02
36	50:50	4.51	4.21	3.96	3.74	3.48

* Porcentaje con relación al peso de la vaca. ** Relación de forraje concentrado.
Fuente: (Escobosa, 2016).

2.5.2 Requerimiento Energético

La energía es necesaria para cualquier actividad y para funciones metabólicas como respirar, digerir, además son esenciales para el crecimiento, gestación y lactancia. Para estimar el requerimiento, es necesario conocer las demandas energéticas de diferentes funciones metabólicas, la eficiencia de la utilización de la energía y como son afectadas por la actividad física, condición climática, energía aportada por los alimentos ingeridos (Elizondo, 2009).

El 70-75% consumo de materia seca se destina para energía. Se calcula que, para una vaca de 600 kg de peso vivo, que produce 40 kg de leche con 4% de grasa con actividad mínima, el consumo de energía se designa de la siguiente manera en los procesos metabólicos y digestivos; se estima que 35,3% comprende a energía fecal; 31.1% a energía por calor; 25.5% a energía para producción de leche; 5.3% a energía obtenida en los procesos gaseosos digestivos y 2.88% a energía urinaria (Sánchez, 2000).

Los carbohidratos son la principal fuente de energía, representan el 45-80% de materia seca. La pérdida de energía es mayor en rumiantes que en los animales de estómago simple a causa del gasto adicional a la fermentación microbiana. El valor energético del tejido movilizado es de 4,78 Kcal/kg, y es utilizado para la producción de leche con una eficiencia del 83%, por lo tanto 1 kg de pérdida de peso vivo puede producir 3,92 Kcal como leche (Pérez Infante, 2010).

2.5.3 Requerimiento Proteico

Los rumiantes obtienen las proteínas de dos fuentes; la digerida de forma directa (abomaso) y la utilizada por la flora microbiana del rumen. Los productos finales de las proteínas son los aminoácidos, que tiene la finalidad de cubrir los requerimientos de mantenimiento, crecimiento, reproducción y producción láctea (Gasque y Posadas, 2012).

La proteína metabolizable (PM) optimizando el desarrollo microbiano que permite una eficacia de la disponibilidad de energía de los alimentos para el animal. El inicio de la PM es la proteína microbiana (Pmo) a partir del desarrollo de microorganismos ruminales que utilizan la energía y la proteína degradable del rumen del alimento (PDR) y la proteína no degradable (PND). La proteína microbiana y proteína no digerible en el rumen en el intestino son sintetizadas y absorbidas, formando PM para ser utilizada por el animal (Mac, 2010).

2.5.4 Requerimiento Mineral

Para el requerimiento se necesita tener en cuenta: raza, edad, fase del ciclo de producción, tipo de explotación y alimentación (Bavera, 2000). Los minerales tienen funciones importantes ya que ellos contribuyen en la formación del esqueleto, producción de leche, eficiencia productiva, ayudan al sistema inmune y en conjunto con otros elementos aportan energía (Bauer, Rush y Rasby, 2009).

Los minerales demandados en mayor cantidad son: calcio, fosforo, magnesio, sodio, cloro y azufre. Su deficiencia se puede producir por niveles bajos de minerales en pasto y agua, o cuando un elemento impide la absorción de otro elemento (Araujo, 2008).

Los minerales más predominantes son el Ca y P, siendo el 75% total de los minerales, donde 99% Ca y 80% P, según el NRC para una vaca de 600 kg con una producción de 30 litros de leche se recomienda 81g de Ca y 57 g de P diarios (Fernández, 2014).

Tabla 5. Concentración recomendada de nutrientes en raciones de vacas lecheras.

MACROMINERALES	% DE LA MS
Calcio	0.60-0.80
Fósforo	0.40-0.45
Magnesio	0.22-0.28
Azufre	0.23
Sodio	0.20
Cloro	0.25

Fuente: (Anrique, 2014).

2.6 Estimación de Emisiones de Metano Entérico en Bovinos

El metano es producto final de la digestión anaerobia que sufren los alimentos en el rumen, que en términos de energía constituye una pérdida y en términos ambientales contribuye al calentamiento y cambio climático global (Bonilla y Flores, 2012).

Uno de los grandes retos para atenuar el cambio climático, radica en la medición de gases de efecto invernadero, de acuerdo a la Organización de la Naciones Unidas para la Alimentación y la Agricultura (FAO) el 37% de gas metano producido por las actividades humanas proviene de la ganadería (López, Andressen y Nieves, 2015).

Según Marín (2013), el ganado bovino produce gas metano durante su proceso digestivo, debido a la acción de los microorganismos ruminales, especialmente las bacterias fermentativas, bacterias acetogénicas y bacterias metanogénicas. Estos microorganismos degradan la celulosa del pasto a glucosa que luego es fermentada a ácido acético y finalmente se reduce a CO_2; formando metano durante este proceso (Carmona, Bolívar y Giraldo, 2005).

La producción de metano en los rumiantes está influenciada por características del alimento como: la especie forrajera, variedades dentro de especies y asociaciones gramínea/leguminosa, además de aspectos de manejo de la pastura como su madurez, carga animal, sistema de pastoreo y nivel de fertilización (Vargas *et al.*, 2012).

Las emisiones de metano provenientes de ganado bovino representan un 80% del total de aporte de todas las especies y la composición de la dieta tiene un efecto directo sobre esta contribución. Al respecto, se ha encontrado que con dietas altamente fibrosas y de baja digestibilidad se aumentan las emisiones de metano y se genera una gran pérdida de energía por esta vía (Varón, 2011).

La producción de metano en los bovinos representa entre 5.5 - 6.5% del total de energía potencial consumida en la dieta, sin embargo, valores entre 2 – 12% se reportan en condiciones de pastoreo en zonas templadas. Sin embargo, la alimentación con forrajes de baja calidad nutritiva y la producción de metano puede representar entre el 15 y el 18% de la energía digestible. Se considera que la corrección de estas deficiencias nutricionales podría reducir estos valores hasta un 7% (Carmona, Bolívar y Giraldo, 2005).

Tabla 6. Ecuaciones para la estimación de emisión de metano ganado lechero.

Ecuaciones de predicción de metano, método Tier 3 (g CH_4 por día).		
Fuente	**Especie**	**Ecuación**
Moe and Tyrrell (1979)	Vacas en lactancia	[0,341 + 0.511 x NSC (kg día^{-1}) + 1.74 x HC (kg día^{-1}) + 2.65 x CEL (kgdía^{-1})]/0.05565 Nutrientes Brutos: CH4= 0.814+0.122* CNF+0.415 HEL + 0.633 CEL R2 =0.67
Ricci et.al. (2013)	Vacas en lactancia	79.87 + 9.95 x CMS - 15.15 x Feed - 74.48 x Stage - 3.67 x CMS x Feed + 10.90 x CMS x Stage
Moraes et al. (2014)	Vacas en lactancia	-9.311 + 0.042 x CEB + 0.094 x FDN - 0.381 x EE + 0.008 x PV + 1.621 x Grasa láctea
	Vacas no lactantes	2.880 + 0.053 x CEB - 0.190 x EE
Vermorel (1995)	Ganado de leche	CH4/P. Leche(l/l) =6.86 + 317/P. leche (l/d) R^2 = 0 92

BMS, Base materia seca, CEB, Consumo de energía bruta (MJ d^{-1}), CEL=Celulosa, CF=Fibra cruda, CMS=Consumo de material seca (kg d^{-1}), DMD=DM digestibilidad (kg kg 1 DM), ED=Consumo de Energía Digestible (MJ d^{-1}), EDm=Proporción (%) de EB, EE=Proporción de extracto etéreo (% MS), FDN=Proporción de fibra detergente neutro (% MS), Feed=Tipo de alimento (bajo en concentrados (≤500 g kg11 MS)=0 o alto concentrado (>500 g kg^{-1} MS)=1, HC=Hemicelulosa, MEI=Consumo de energía metabolizable (MJ d^{-1}), MN=Múltiplo de mantención, MY=Rendimiento de producción de leche, NFE=Extracto libre de Nitrogeno, NSC=carbohidratos no estructurales, PC=Proteína cruda, PV, peso vivo (kg), Stage=Estado fisiológico (seca=0 y en lactancia=1).

3. MATERIALES

3.1. Materiales

3.1.1 Materiales Biológicos:

- Pasto
- Bovinos en producción
- Leche

3.1.2 Materiales Físicos:

- Botas
- Overol
- Hoz
- Cuadrante de 0.50x0.50 m.
- Regleta de medición de pasto
- Cinta Bovinométrica
- Fundas plásticas
- Balanza

3.1.3 Materiales de Oficina:

- Cámara fotográfica
- Programa estadístico
- Plantillas
- Libretas de apuntes

3.2 Sitio Experimental

La investigación se realizó en la Granja Experimental de Irquis perteneciente a la Universidad de Cuenca, ubicada en el km 23 de la vía Cuenca – Girón, de la parroquia Victoria del Portete, perteneciente al catón Cuenca provincia del Azuay a 2663 msnm con las siguientes coordenadas 713890 E y 9659302 N, con un clima templado frío y una temperatura promedio entre 8 y 14°C, humedad relativa del 80% y una pluviosidad de 639 mm. La granja tiene aproximadamente 507,8 Ha.

Gráfico 1: Ubicación geográfica de la Granja Experimental Irquis.

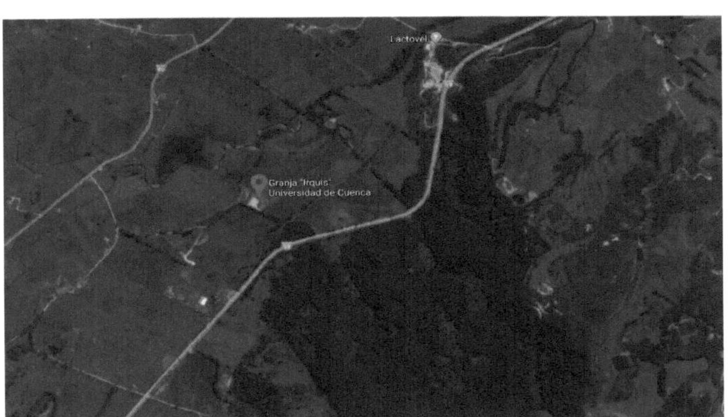

Fuente: http://maps.google.com.

3.3 Población en Estudio

La investigación se realizó en el hato de bovinos de la granja de Irquis, se consideró los animales en producción lechera.

3.3.1 Variables en Estudio

Se eligieron variables que permitieron determinar la respuesta animal según la producción y calidad del pastizal: disponibilidad, consumo, composición botánica, estructura botánica, análisis bromatológico, además de estimar la emisión de metano entérico en el hato de producción.

3.3.2 Variables Independientes

- **Disponibilidad Forrajera**

Rendimiento de materia verde kg/ha

Materia seca kg/ha

- **Consumo de forraje**

Altura inicial del pastizal cm

Altura residual del pastizal cm

- **Estructura botánica**

Porcentaje de tallos, hojas, flores y material muerto por potrero

- **Composición botánica**

Porcentaje de especies por potrero

- **Análisis bromatológico**

Humedad, cenizas, E E, proteína, fibra, ELN, calcio y fosforo.

3.3.3 Variables Dependientes

- Emisión de metano entérico
- Producción láctea

María Alexandra Angamarca Padilla
Paola Andrea Patiño Puma

4. METODOLOGÍA

La investigación se realizó durante 16 semanas, comprendidas entre los meses de diciembre del 2018 a marzo del 2019. El estudio se realizó exclusivamente al número de animales que se encontraron en ordeño con un rango de 46 a 48 animales, tomando en consideración la rotación normal del hato (animales que ingresan y salen), en época de menor precipitación (diciembre – marzo).

4.1 Disponibilidad Forrajera

Para la obtención de la disponibilidad forrajera se utilizó el método visual de Haydock y Shaw (1975), que supone elegir un determinado número de cuadrantes aleatorios que se clasifican de acuerdo a un conjunto de cuadrantes de referencia preseleccionados en el campo de estudio.

Se seleccionaron 5 cuadrantes de referencia, obteniendo las siguientes categorías: alta, media, baja, muy baja y nula. En cada uno de los potreros destinados a esta investigación se cortó el pasto de las cinco categorías mencionadas y se realizó el debido pesaje de cada muestra, luego se obtuvo 100 cuadrantes de observación, los cuales fueron asignados según a cada categoría. Finalmente se obtuvo un promedio de disponibilidad por hectárea.

4.2 Consumo de Forraje

Para obtener el porcentaje de consumo de forraje se midió con una regla graduada la altura del pasto antes que ingresen los bovinos al potrero, y la altura residual se midió posterior al retiro de los animales. Para obtener estos datos de utilizo el método de la bandera Inglesa tomado 100 muestras por potrero. Se determinó el porcentaje promedio de consumo de pasto por el hato en cada uno de los potreros, por diferencia de alturas entre el promedio de la altura inicial y el promedio de la altura residual.

4.3 Análisis Bromatológico

El análisis bromatológico se realizó en tres potreros representativos de Kikuyo, Ryegrass y mezcla forrajera (Kikuyo, Ryegrass, Trébol), destinados al consumo del hato en producción, para ser enviados al Instituto Nacional Autónomo de Investigaciones Agropecuarias (INIAP), Estación Experimental Santa Catalina ubicado en el cantón Mejía, para su respectivo análisis, esta muestra se obtuvo por el método de bandera inglesa con la ayuda de un cuadrante de 0.50 x 0.50 m., un día antes del ingreso de los animales al potrero seleccionado, se envió una muestra de 500 gramos.

4.4 Composición Botánica

La composición botánica se obtuvo mediante observación e identificación de las especies forrajeras presentes en los potreros, mediante el método de pasos descrito por Corbea y García, (1982). El cual consiste en identificar las especies de pasto y otras plantas presentes en la punta del pie derecho cada 5 pasos en líneas paralelas y registrar los datos obtenidos. Se realizó 100 muestras por potrero.

4.5 Estructura Botánica

Está se obtuvo por métodos invasivos (corte), con la ayuda de un cuadrante de 0.50 x 0.50 m., luego se pesó la muestra y se procedió a separar las plantas en hojas, tallos, inflorescencia y material muerto. Se pesaron cada una de las partes obtenidas y se obtuvo el respectivo porcentaje de cada una.

4.6 Estimación de Emisiones de Metano

Para obtenerla se registró la producción láctea del hato de acuerdo al pastoreo de los diferentes potreros con la finalidad de obtener el promedio de producción de leche, el cual representa un componente esencial de la ecuación de Vermorel (1995). Luego se procedió a aplicar la ecuación la cual fue utilizada para la estimación de metano por su coeficiente de variación.

Ecuación de Vermorel (1995): **CH_4/P. Leche (l/l) = 6.86 + 317/P.leche (l/d)** con un coeficiente de variación de R^2= 0.92.

5. ANÁLISIS ESTADÍSTICO

Se aplicó un diseño completamente aleatorizado en función de la calidad productividad de pasto, se efectúo un Análisis de Varianza Simple (ANOVA), y Prueba de Duncan publicada por primera vez en 1955 (Casas y Veitía, 2008), para la significación y diferenciar los tratamientos, además, para conocer si existía alguna relación entre las variables de pasto y la emisión de metano se hizo una correlación de Spearman, luego de haber realizado una prueba de normalidad de Shapiro Wilks.

6. RESULTADOS Y DISCUSIÓN

6.1 Composición Botánica

En los gráficos número 2, 3 y 4 se muestra la composición botánica de los 21 potreros destinados a esta investigación, se observar además su clasificación de acuerdo a la prevalencia de los diferentes pastos existentes, clasificándolos en potreros con un porcentaje mayor o igual al 50% de pasto Kikuyo; potreros con un porcentaje mayor o igual al 50% de Ryegrass; y finalmente con un porcentaje inferior al 50% de (Kikuyo, Ryegrass y Trébol) denominados mezcla forrajera, por la cual podemos afirmar que hay 6 potreros de Kikuyo, 4 de Ryegrass y 11 de Mezcla Forrajera.

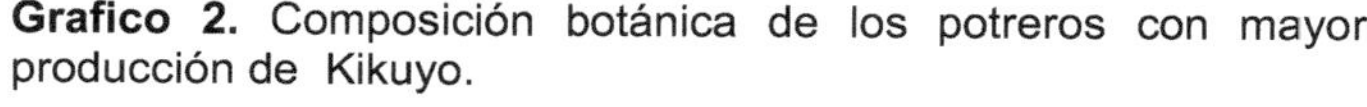
Grafico 2. Composición botánica de los potreros con mayor producción de Kikuyo.

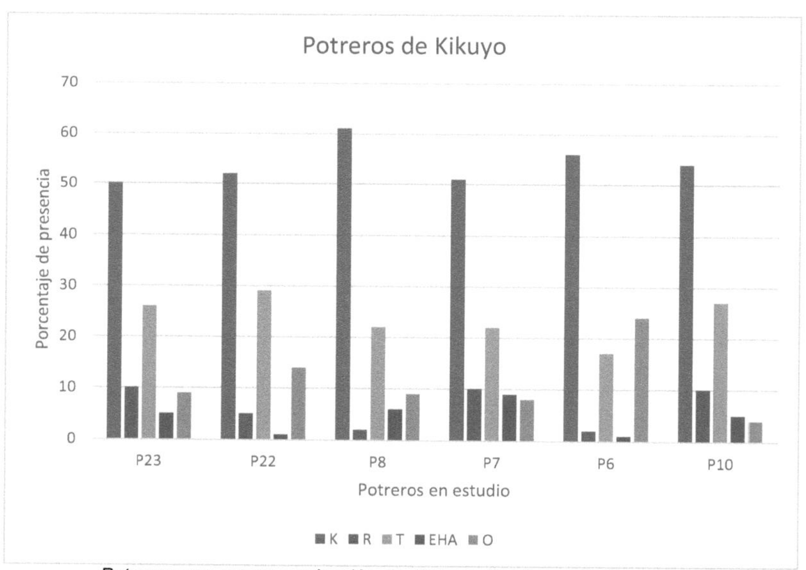

Potreros con mayor producción de Kikuyo. K: kikuyo, R: Ryegrass, T: trébol, EHA: especies de hoja ancha, O: otras especies.

Gráfico 3: Composición botánica de los potreros con mayor producción de Reygrass.

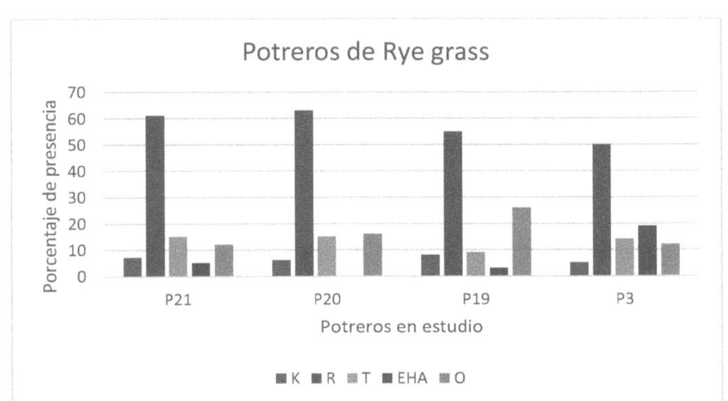

Potreros con mayor producción de Ryegrass. K: kikuyo, R: Ryegrass, T: trébol, EHA: especies de hoja ancha, O: otras especies.

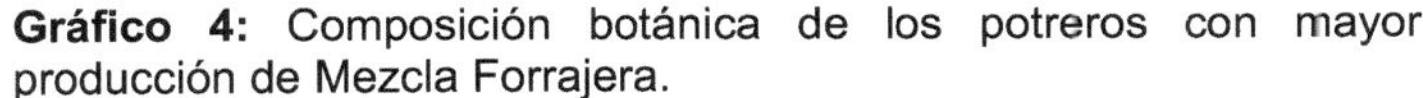

Gráfico 4: Composición botánica de los potreros con mayor producción de Mezcla Forrajera.

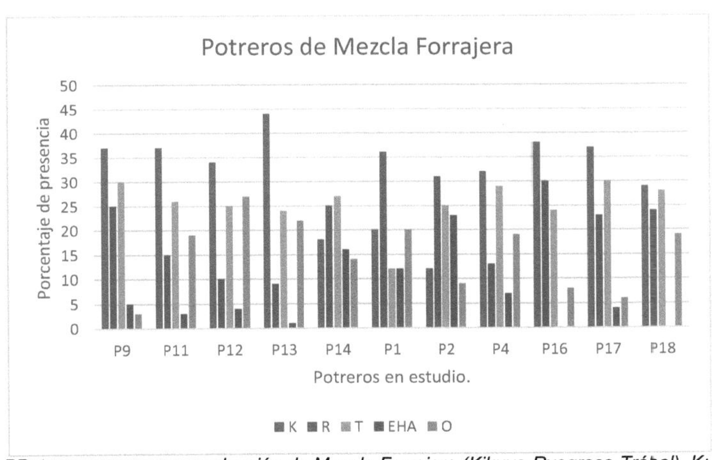

PPotreros con mayor producción de Mezcla Forrajera (Kikuyo-Ryegrass-Trébol). K: kikuyo, R: Ryegrass, T: trébol, EHA: especies de hoja ancha, O: otras especies.

María Alexandra Angamarca Padilla
Paola Andrea Patiño Puma

Montaño, (2005) realizó análisis de las principales especies forrajeras de la hoya de Loja, obteniendo como resultado que en las fincas de la hoya de Loja, los potreros están compuestos por 50% de malas hierbas, 47. 36% de Kikuyo y 2.64 de trébol (Montaño, 2005). En las zonas de clima frío de Ecuador, los pastos abarcan 400.000 hectáreas dedicadas básicamente a alimentación de ganado lechero. El 90% corresponde a pasto kikuyo, el 5% a Ryegrass y el 5% restante a avena forrajera y especies nativas (Vivanco, 2011).

Las variaciones en la composición botánica ocurren después de la dominación del territorio por las especies perennes están regulados por factores autogénicos de la comunidad tales como; clima, época del año, pastoreo, frecuencia y altura de corte, temperatura, pH del suelo, fertilización, agrotecnia aplicada y tipo de suelo (Pintado y Vásquez, 2016; Arteaga, 2018).

(Pinochet, 1988) señala que al mejorarse las condiciones de manejo de la pradera, entre ellas la fertilización, aparece un dominio de *Lolium perenne, Trifolium repens,* y asociadas en un menor grado, las especies de valor forrajero medio. Lo anterior concuerda con los resultados obtenidos por (Teuber, 1988), en donde al comparar la composición botanica de una pradera sin fertilización y despues fertilizada, arroja especies como *Holcus lanatus* disminuyen sus aportes al recibir fertilización, en cambio, especies como *Trifolium repens, Lolium* perenne los aumenta.

6.2 Disponibilidad Forrajera

En la tabla 7, se comparan los rendimientos de materia verde y materia seca de los pastizales, donde no se encontraron respuestas diferenciales significativas entre pastos. En este sentido esto se puede explicar por las posibles compensaciones adaptativas entre especies para este período del año, donde la capacidad del Kikuyo para alcanzar producciones más altas de materia seca en condiciones adversas, se vio equiparada por la mayor eficiencia fotosintética del Ryegrass por su mejora genética y las ventajas de la asociación por el aporte de biomasa de la leguminosa en la mezcla y el suministro de nitrógeno como nutriente decisivo en el rendimiento de la gramínea y de todo el pastizal, efectos probados en varios estudios comparativos para ambientes de trópico alto y/o climas templados, donde los rendimientos pueden equipararse por estos factores (Gillet, 1995; Hogdson, 2000; Holmes , 2006; Comerón , 2012; Pintado y Vásquez, 2016; Guevara *et al.*, 2018).

Tabla 7. Indicadores de producción de pasto expresados como materia verde y seca (kgMV/ha y kgMS/ha) en los diferentes pastizales evaluados.

Pastizales	kgMV/ha	kgMS/ha
Ryegrass	20.410	5.300
Kikuyo	20.560	3.590
Mezcla	23.740	3.610
Sig. (P<0,05)	NS	NS
E.E.	0,39	0,21
CV (%)	27,89	25,22

Medias con una letra común no son significativamente diferentes (p < 0.05) tMV/ha: toneladas de materia verde por hectárea; tMS/HA: toneladas de materia seca por hectárea.

De acuerdo con Tozer *et al.,* (2003) el manejo de las pasturas con adecuados períodos de rotación y ocupación, afecta el desempeño de la finca y tiene influencia sobre el retorno económico en un sistema de alimentación basado en pastoreo.

Fulkerson y Lowe, (2003); Correa *et al.*, (2008a); García *et al.,* (2014); Suquitana *et al.,* (2018) indican que el pasto Kikuyo es bien conocido por su alto potencial de rendimiento con medios insumos, excelente respuesta a la fertilidad y al agua, resistencia al pisoteo, a la compactación y su persistencia. Además, cuenta con un denso sistema radicular que puede alcanzar >2m de profundidad (Nie *et al.*, 2008).

García *et al.*, (2014) indican que para los sistemas lecheros sostenidos por pasturas de Kikuyo (*Pennisetum clandestinum Hochst.* ex *Chiov.*) la disponibilidad del pasto y su conversión a productos lácteos, tiene una relación cerrada con la rentabilidad de estos sistemas y el mantener esa productividad alta implica siempre cambios en el manejo y nivel de insumos que entran al pastizal y el complemento con otros alimentos. Correa *et al*., (2008*a*, 2008*b*) en Colombia y García *et al.*, (2014) para Australia discuten los positivos y negativos atributos de sistemas de producción animal con pastizales de Kikuyo, indican que el bajo contenido de materia seca en pasturas destinadas al pastoreo limitan el consumo de MS, también abarcan los detalles que tienen que ver con diferentes manejos necesarios para alcanzar ganancias productivas en el futuro, asociadas a su rendimiento de materia seca, utilización, valor nutritivo, consumo y rendimiento lechero/vaca y por área.

Según Villalobos y Sánchez, (2018), la producción de biomasa en pasturas con Ryegrass perenne y Trébol Blanco, que se utilizan en muchos países de clima templado, pueden llegar a 18.000-20.000 kgMS/ha/año bajo condiciones de manejo y ambiente ideales.

6.3 Porcentaje de utilización de forraje.

En la tabla 8 se muestra la altura inicial , residual y el aprovechamiento del pasto por las vacas de acuerdo a la altura, no presentan diferencias significativas (P<0,05) entre los tipos de pastizales y solamente difieren (P<0,05) para el indicador altura consumida con un comportamiento similar entre Kikuyo y la Mezcla (23,40 y 28,44 cm, respectivamente), con valores menores a Ryegrass (33,60 cm), independientemente de estas diferencias, los valores de aprovechamiento del pasto por las vacas en pastoreo, medidos en función de la altura no presentan significación en sus resultados que oscilaron entre 57,14 y 64,56%.

Tabla 8. Comportamiento de la altura inicial (AI), residual (AR), diferencias de altura (DA) en cm y aprovechamiento del pasto por las vacas según la altura (%) en los potreros.

Pastizales	AI	AR	AC	%APALT
Ryegrass	50,47	16,87	33,60 [b]	64,56
Kikuyo	40,20	16,80	23,40 [a]	57,14
Mezcla	45,55	17,11	28,44 [ab]	61,58
Sig. (P<0,05)	NS	NS	*	NS
E.E.	4,02	1,49	3,28	2,79
CV (%)	29,59	29,03	38,79	15,13

Medias con una letra común no son significativamente diferentes (p < 0.05). AI: altura inicial; AR: altura residual; AC: altura consumida; %APALT: porcentaje de aprovechamiento de acuerdo a la altura.

Aquí influyen la variación entre vacas por su consumo voluntario en cada tipo de pasto y la prolongada edad de plantas dentro de potreros, que pueden alcanzar alturas mayores por no haber sido consumidas en varias rotaciones, debido al efecto desestimulante del consumo por la deposición de heces (Hodgson, 1990; Serna *et al*., 2005; Holmes, 2006; Milera *et al*., 2013; Fulkerson *et al*., 2013).

Pérez, (2010) y Comerón, (2012) afirman que los bovinos ingieren más pastos y de mejor calidad cuando lo seleccionan en el pastizal que cuando se lo sirven en comederos. La hierba seleccionada en pastoreo tiene mayor contenido de proteínas, de energía y menor de fibra y más alta digestibilidad, que la oferta de esa hierba. Esto se debe, fundamentalmente, a que el animal selecciona principalmente las partes más jóvenes de las hojas y de los tallos (Orskov, 2005; Correa *et al*., 2012).

En un estudio realizado por Villalobos; Arce y WingChing., (2013), se observó que en las épocas en que la producción de biomasa aumenta, el aprovechamiento tiende a disminuir, esto puede deberse a que las fincas no realizan ajustes en la carga animal en pastoreo durante el año, por lo que los animales tienen una mayor cantidad de materia seca disponible, provocando la presencia de material remanente para los pastoreos sucesivos.

6.4 Análisis Bromatológico

La tabla 9 muestra los resultados obtenidos del análisis bromatológico de los pastos Ryegrass, Kikuyo y Mezcla forrajera (Kikuyo-RyeGrass-Trébol) suministrados al hato de producción, se puede observar que existe diferencia numérica en cuanto a las variables señaladas.

Tabla 9. Análisis bromatológico de los pastizales.

Pastizales	DRot	Proteína %	Fibra %	E.E %	E.L.N. %	Humedad %	Cenizas %	Ca %	P %
Rye Grass	66	14,57	32,64	2,81	36,09	74,04	13,89	0,27	0,32
Kikuyo	65	18,81	26,52	2,5	37,73	82,52	14,44	0,69	0,48
Rye grass - Kikuyo- Trébol	65	16,76	32,43	2,54	35,26	84,79	13,01	0,37	0,46

DRot: Días de rotación, E.E: Extracto Etéreo, E.L.N: Extracto Libre de Nitrógeno, Ca: Calcio, P: Fósforo, Proteína y Fibra.

En otras investigaciones realizadas por Correa *et al*., (2008a) se obtuvieron un valor de 17,8%, parecido a nuestra investigación obteniendo 18,81% en cuanto a proteína del Kikuyo a los 30 días de corte, disminuyendo gradualmente acorde a mayor edad del pasto. En cuanto al Ryegrass Posada *et al*., (2013) en Colombia obtuvieron (18.9%) el cual difiere con nuestro estudio, esto puede deberse a las condiciones climáticas, ubicación geográfica del área en estudio y a las condiciones fisiológicas del pasto.

6.5 Estructura Botánica

La tabla 10 muestra los resultados del porcentaje de hojas, tallos, material muerto e inflorescencia de cada uno de los pastizales. No se reportaron diferencias significativas para la fracción hojas entre los pastos evaluados con valores entre 49,53 % y 55,91 %, mientras que para el componente tallos, el valor mayor fue en Kikuyo (P<0,05) sin diferencias con la Mezcla a los que correspondieron 31,64 % y 29,00 % respectivamente.

Tabla 10. Estructura de los pastizales evaluados (%) en sus componentes Hojas, Tallos, Material Muerto e Inflorescencia.

Pastizales	%H	%T	%MM	%I
Ryegrass	49,71	22,00 [a]	26,71 [b]	1,75 [b]
Kikuyo	55,91	31,64 [b]	12,09 [a]	0,00 [a]
Mezcla	49,53	29,00 [b]	21,11 [a b]	0,25 [a]
Sig. (P<0,05)	NS	*	*	*
E.E.	3,31	2,21	3,28	--
CV (%)	21,23	25,63	55,52	--

Medias con una letra común no son significativamente diferentes ($p < 0.05$); % H: porcentaje de hojas, % T: porcentaje de tallos; % MM: porcentaje de material muerto, %I: porcentaje de inflorescencia.

Para el Ryegrass se obtuvo solo un 22,00 % de tallo, lo cual está ligado a la ontogenia del Ryegrass, donde la fracción tallo es menor a la de otras especies a edades cercanas producto de este factor mencionado y también por el sostenido mejoramiento genético dentro del género *Lolium*, que reporta un incremento en la hojosidad y reducción de tallos y mayor velocidad de crecimiento, que además puede tener un significado en el mayor % de Material Muerto encontrado (Hogdson, 2000; López Villalobos *et al*, 2000; Holmes, 2006; INTA-Balcarce; 2012).

Estas cuestiones abordadas anteriormente se han confirmado en estudios a campo, evaluaciones de germoplasma de Ryegrass en pequeñas parcelas, experimentos en pastoreo con vacas lecheras y revisiones del tema realizadas por (Cárdenas, 2011; Edwards *et al.*, 2013; Grace *et al.*, 2018; Guevara *et al.*, 2018).

Villalobos y Sánchez, (2010) en su estudio concluyeron en un periodo similar el porcentaje de hojas en las pasturas como el Ryegrass disminuyó, repercutiendo negativamente en la producción de biomasa, lo cual puede deberse al estrés causado por la radiación solar alta, la precipitación menor, las temperaturas mínimas más bajas en el año y la cristalización del rocío en las hojas del pasto Ryegrass.

En un estudio encabezado por Andrade (2016), en el cual estudia la estructura del Kikuyo en tres épocas del año, concluye que el porcentaje de hojas fue del 41%, un resultado aproximado a nuestro estudio y para el porcentaje de tallos se obtuvo un 30%, el cual es similar a nuestros resultados.

6.6 Estimación de la Emisión de Metano

En la tabla 11, se presentan los resultados de la estimación de emisiones de metano y producción de leche en relación a los pastizales comparados en el trabajo, que indican diferencias significativas (P<0,05) el Kikuyo con 10,46kg/v/d y Ryegrass con 9,79kg/v/d, mientras que para la mezcla forrajera con un valor de 10,19 kg/v/, no presenta diferencia significativa con Kikuyo, ni Ryegrass respectivamente. Es importante destacar que, en varios trabajos realizados en condiciones de los ecosistemas andinos al sur de Ecuador, Vázquez y Pintado, (2016) y Suquitana *et al.,* (2018) indican producciones de leche por vaca en ordeño superiores en sistemas lecheros con predominio de pastos Kikuyo respecto a otros tipos de pasturas, lo que atribuyen a la mayor capacidad adaptativa del Kikuyo a condiciones de más baja fertilidad del suelo, bajos insumos agrotécnicos e incluso a carga animal instantánea más alta.

Tabla 11. Efecto del tipo de pasto en la producción de: leche, pastura, emisión de metano y componentes de la leche.

Pastizales	PROL	PRO/ha/d	METANO l/l	Grasa (%)	Proteína (%)
Ryegrass	9,79 [a]	25,16	39,41	3,52	3,18
Kikuyo	10,46 [b]	26,88	38,54	3,66	3,24
Mezcla	10,19 [a b]	26,18	37,77	3,47	3,22
E.E.	0,20	0,41	1,12	0,09	0,06
Sig. (P<0,05)	*	NS	NS	NS	NS
CV (%)	6,66	5,19	8,22	11,65	13,21

Medias con una letra común no son significativamente diferentes (p < 0.05), PROL: producción de leche/vaca/día, PRO/ha/d producción de leche por hectárea/ día.

El Kikuyo es capaz de mantener una oferta de pasto con calidad nutricional adecuada para permitir un consumo adecuado de hierba, cuestión que indican otros estudios como los de Correa *et al.,* (2008) en los Andes colombianos, al informar rendimientos superiores a 12 kg/v/d en este tipo de pasto y también los reportes para el trópico alto de Australia de Lowe *et al.,* (2012); Fulkerson *et al.*, (2012) que indican producciones superiores a 13 kg/v/d cuando vacas lecheras pastan en áreas de Kikuyo.

Las cargas totales en cada rotación en el sistema fueron altas (entre 2,52 y 3,27 UA/ha) y favorecieron al rendimiento lechero del Kikuyo respecto a Ryegrass y la Mezcla, efecto que se reporta por García *et al.,* (2014) al revisar sobre los estudios de potencialidad para producción ganadera del Kikuyo, al igual que en los trabajos de Correa *et al.,* (2008) y Fulkerson *et al.,* (2013).

Vacas lecheras con una oferta importante de pasto Kikuyo bien manejado pueden producir entre 13-16 kg/v (Revees, 1997). Para América Latina se han obtenido respuestas similares o menores sin suplementación por Correa *et al.*, (2008*b*) y cuando se suplementan con niveles moderados de balanceados pueden alcanzar producciones de leche entre 19 y 30 kg/v/d como se reportan en los estudios de Granzin, (2003 y 2005) y Fulkerson *et al.*, (2006) lo que indica una relación consistente entre el consumo total de materia seca y el rendimiento lechero, con incremento de 0.8 kg de leche por cada kg de incremento en el consumo de Kikuyo, donde se señala además que la variación en el consumo individual del Kikuyo en varios estudios, explicaron 73 % de la variación en la producción de leche/vaca.

Un análisis de regresión lineal reportó un incremento en la producción de leche de 1,37 kg por cada kg de consumo de hierba, que pueden afectarse por variaciones del peso vivo y la etapa de lactancia entre las vacas, pero indican que con media-baja suplementación las producciones pueden ser mayores a 20kg/v/d y que no se afectó el consumo de la dieta y la digestibilidad del Kikuyo y la dieta completa (Fulkerson *et al.*, 2006).

En relación a los valores de metano potencialmente emitidos, no se encontraron diferencias significativas entre pastizales para este indicador, lo que está relacionado a los rendimientos lácteos muy similares en los diferentes tratamientos en términos numéricos y las posibles variaciones individuales en la producción de leche/vaca y el ajuste de la ecuación utilizada Vermorel (1995) para un tiempo inferior de seis meses en los registros tomados e incluso la etapa de lactancia final que corresponde al grupo de ordeño superior a 270 días, donde el rendimiento declina independientemente de la oferta diaria de alimento lo que influye en las estimaciones de metano (Johnson y Johnson, 1995; Basset-Mens *et al.*, 2007; Beauchemin *et al.*, 2016; Roman Ponce y Hernández Medrano, 2016).

Vermorel (1995) informó, que la cantidad de metano producido por litro de leche en vacas se reduce al aumentar el nivel de producción. Blas *et al.*, (2008) plantean que la relación metano/producción de leche disminuye desde 41,1 l/kg en vacas de 3.400 l/año hasta 24,8 l/kg en vacas de mayor capacidad productiva (6.500 kg/año); lo cual coincide con la relación curvilínea obtenida por (Machmuller y Clark, 2006).

Se considera que en sistemas de producción de alta tecnificación la producción anual de metano en animales adultos está entre 60 y 126 kg. DeRamus *et al* (2003) igualmente reportan en sus investigaciones, que las emisiones anuales de metano por novillas de carne en pastoreo estuvieron entre 32 y 83 kg, y entre 60 y 95 kg, para vacas adultas, que pastoreaban diferentes tipos de praderas. El dato más alto en cada tipo de animal, corresponde a gramíneas de baja calidad nutricional, con sistemas de pastoreo continuo y baja disponibilidad forrajera, mientras que los datos más bajos corresponden a praderas mejoradas, a sistemas de pastoreo rotacional, fertilización y con alta disponibilidad de forraje (DeRamus, Clement, Giampola, & Dickison, 2003; Carmona, Bolívar, & Giraldo, 2005).

No se encontraron diferencias significativas entre tipos de pastos por los % de grasa y proteína de la leche, lo cual tiene que ver con los patrones muy similares de fermentación acético-láctica en rumen con dietas predominantes de pastos, donde el mayor nivel de leguminosas en la Mezcla y el suministro de nitrógeno se compensa por el aporte de hojas en Kikuyo, el mayor nivel de tallos en la Mezcla y de material muerto en Ryegrass. (Lamela, 1990; Holmes, 2006;

Comerón, 2012; Beauchemin *et al.*,2014; Grace *et al.*, 2018), lo confirman en sus diferentes estudios con baja y similar suplementación de balanceados entre diferentes pasturas.

6.7 Análisis de Correlación entre Variables

En la tabla 12 encontramos para la producción una correlación negativa respecto al porcentaje de material muerto, mientras que para el porcentaje de hojas una correlación positiva, estos nos indica que mientras más hojas existirá mayor producción de leche, y para el material muerto mientras menos cantidad mayor será la producción de leche. Según los datos encontrados en la tabla existe una correlación positiva para kilogramos de materia verde con kilogramos de materia seca, estos nos indican que a mayor producción de materia verde mayor es la producción de materia seca, mientras que para el porcentaje de hojas con material muerto existe una correlación negativa, con menor porcentaje de material muerto, mayor será el porcentaje de hojas.

Tabla 12. Correlación entre las variables de los componentes del análisis de producción, calidad del pastizal y emisión de metano en el hato de producción.

Variable (1)	Variable (2)	n	Spearman	p-valor
MET	PRO	24	-0.89	<0.0001
MET	H	24	-0.42	0.0431
PRO	H	24	0.41	0.0458
PRO	MM	24	-0.42	0.0395
H	MM	24	-0.80	<0.0001
I	TMVha	24	-0.05	0.8050
TMVha	TMSha	24	0.80	<0.0001

MET: metano, PRO: producción lechera, H: porcentaje de hojas, I: porcentaje de inflorescencia, MM: porcentaje de material muerto, TMVha: toneladas de materia verde producida por hectárea, TMSha: toneladas de materia seca producida por hectárea.

María Alexandra Angamarca Padilla
Paola Andrea Patiño Puma

Además, se encontró una correlación negativa para el metano en cuanto a producción láctea y porcentaje de hojas. Esto indica que mientras exista una menor cantidad de hojas y producción de leche mayor será la eliminación de metano.

Autores como Beltrán-Santoyo *et al.*, (2016) en estudios similares encontaron que para vacas con eficiencia alimenticia baja, la producción de leche fue menor (6.25 ± 2.19 L) y la intensidad de emisión de metano fue mayor (19.59 ± 4.10 g L-1) lo cual concuerda con nuestra investigación.

Se considera que en sistemas de producción de alta tecnificación la producción anual de metano en animales adultos está entre 60 y 126 kg igualmente reportan en sus investigaciones, que las emisiones anuales de metano por novillas de carne en pastoreo estuvieron entre 32 y 83 kg., y entre 60 y 95 kg para vacas adultas, que pastoreaban diferentes tipos de praderas. El dato más alto en cada tipo de animal, corresponde a gramíneas de baja calidad nutricional, con sistemas de pastoreo continuo y baja disponibilidad forrajera, mientras que los datos más bajos corresponden a praderas mejoradas, a sistemas de pastoreo rotacional, fertilización y con alta disponibilidad de forraje (De Ramus *et al.,* 2003).

Carmona , Bolivar y Giraldo, (2005) reportan, que, de acuerdo a las condiciones de la dieta, las emisiones de metano pueden variar ampliamente, e indican que las características nutricionales de la pastura tienen un efecto marcado en la producción de dicho gas.

7. CONCLUSIONES

- La disponibilidad de forraje fue similar entre los diferentes tipos de pastizales, debido a la época de estudio, el forraje mejor aprovechado fue en los pastos Kikuyo *(Pennisetum clandestinum)* y Mezcla Forrajera frente a Ryegrass *(Lolium perenne)*.

- La producción lechera con relación a la composición botánica no se encontró ninguna diferencia entre los tres tipos de pastizales.

- La emisión de gas metano presento una producción similar para los tres tipos de pastizales, encontrando una correlación negativa entre la producción y el porcentaje de hojas.

- La producción láctea es similar en los diferentes tipos de pastizales, en la época de estudio.

8. RECOMENDACIONES

- Realizar más estudios sobre estimación de emisiones de metano, debido a que es uno de los principales gases de efecto invernadero.
- Realizar investigaciones sobre la producción de metano en los bovinos por medio de las excreciones del ganado.
- Realizar un cronograma de pastoreo, de acuerdo a la edad adecuada de consumo de los diferentes tipos de pastos presentes en la granja, para aprovecharlos de mejor manera.
- Mejorar el sistema de drenaje de los potreros en las épocas de invierno.

9. BIBLIOGRAFÍA

Andrade, M. (2006). Evaluación de técnicas de manejo para mejorar la utilización del pasto kikuyo (pennisetum clandestinum Hochst. Ex chiov) en la producción de ganado lechero en Costa Rica. *Tesis de licenciatura. Universidad de Costa Rica*, 225.

Andrade, M. (Junio de 2016). *http://repositorio.sibdi.ucr.ac.cr/.* Obtenido de http://repositorio.sibdi.ucr.ac.cr:8080/jspui/bitstream/123456789/5871/1/26945.pdf: http://repositorio.sibdi.ucr.ac.cr:8080/jspui/bitstream/123456789/5871/1/26945.pdf

Anrique, R. (2014). *Composición de alimentos para el ganado bovino.* Santiago : América.

Araujo, O. (2008). La nutrición mineral del ganado vacuno . *Desarrollo sostenible de la ganadería de doble próposito* , 12.

Araya, R., Salazar, M., Contreras, K., Moscoso, C., Torres, A., Vásquez, M , . . . Canales, C. (2012). Manejo eficiente del pastoreo. Osorno, Osorno, Chile.

Arias, R., Mader, T., y Escobar, P. (2008). Factores climáticos que afectan el desempeño productivo del ganado bovino de carne y leche. *Scielo*, 1-16.

Arteaga, F. (2018). Composición botánica de la pradera natural en la zona. *Scribd*, 1-4. Obtenido de https://es.scribd.com/document/381695957/Composicion-Botanica-de-La-Pradera-Natural-en-La-Zona

Arujo, O. (2005). Factores que afectan el consumo voluntario en bovinos a pastoreo en condiciones tropicales. Maracaibo, Venezuela.

Aspirilla, W., Medina, M., y Cerón, M. (2019). Estimación de la calidad y cantidad del pasto kiyuyo. *UDCA*, 2-10.

Bargo, F. (2008). Consumo de materia seca en vacas en pastoreo. *Sitio Argentino de producción Animal*, 2.

Bargo, F. (2014). Eficiencia de utilización del nitrógeno en sistemas lecheros pastoriles. Adaptado de la conferencia presentada al XXXVIII . *Congreso Anual de la Sociedad Chilena de Producción Animal* .

Basset-Mens, C., Ledgard, S., y Boyes, M. (2007). Eco-efficiency of intensification scenarios for milk production in New Zeland. *Ecological Economics*.

Bauer, D., Rush, I., y Rasby, R. (2009). Minerales y vitaminasen bovinos de carne. *Sitio Argentino de producción animal* , 18.

Bavera, G. (2000). Necesidades minerales de los bovinos. *Sitio Argentino de producción animal*, 5.

Beauchemin, K., y Lee, C. (2014). A rewiew of feeding supplentary nitrate to rumiant animals: nitrate toxicity, methane emissions and production performance. *Canadian Journal of Animal Science*, 557-570.

Beauchemin, K., Duval, S., Kindermann, M., McGinn, S., y VyasD. (2016). Effects of sustained reduction of enteric methane emissions with dietary supplementation of 3-nitrooxypropanol on growth performance of growing and finishing beef cattle . *Journal of Animal Science*, 2024-2034.

Benaouda, M., González, M., Molina, L., y Castelán, O. (2017). Estado de la investigación sobre emisiones de metano entéricoy estrategias de mitigación en América Latina. *Revista Mexicana de Ciencias Agrícolas*, 965-974.

Benítez, A. (1980). *Pastos y Forrajes.* Quito: Editorial Universitaria.

Bolleri, P., y Oliva, G. (2001). *Producción Animal sobre pastizales naturales: Evaluacion de los pastizales.* Obtenido de Inta.gob.ar: https://inta.gob.ar/sites/default/files/script-tmp-capitulotme_6.pdf

Bonilla, J., y Flores, C. (2012). Emisión de metano entérico por rumiantes y su contribución al calentamiento global y al cambio climático. *Revista mexicana de ciencias pecuarias, 3*(2), 1¬10. Recuperado el 11 de Julio de 2018, de http://www.scielo.org.mx/scielo.php?script=sci_arttext&pid=S2007-11242012000200006

Campos Cuellar, J. H. (2008). Fisiología de la acidosis ruminal y sus implicaciones en la producción animal. Bogotá, Colombia.

Cangiano, C., Galli, J., Laca, E., Dichio, L., Utsumi, S., Pece, M., . . . Bisio, A. (2002). Comportamiento ingestivo de herbívoros domésticos y heterogeneidad de la vegetación. *Sitio Argentino de Producción Animal*, 1-3.

Canseco, C., Demanet, R., Balocchi, O., Parga, J., Anwandter, V., Abarzúa, A., . . . Lopetegui, J. (2007). *Manejo del pastoreo.* Osorno.

Capdevielle, F., y García, J. (2005). Investigando la regualción de la senescencia foliar en plantas de treból blancogenéticamente modificadas . *Revista INIA*, 46-47.

Capper, J., Cady, R., y Bauman, D. (2009). The environmental impact of dairy production: 1944 compared with 2007. *Journal of Animal Science*, 2160-2167.

Carmona, J., Bolívar, D., y Giraldo, L. (8 de Febrero de 2005). El gas metano en la producción ganadera y alternativas para medir sus emisiones yaminorar su impacto a nivel ambiental y productivo. *Revista Colombiana de Cienias Pecuarias, 18*(1), 51. Recuperado el 10 de Junio de 2018, de http://www.scielo.org.co/pdf/rccp/v18n1/v18n1a06.pdf

Casas, G., y Veitía, N. (2008). Aplicación de métodos de comparaciones múltiples en Biotecnología Vegetal. *Biotegnología Vegetal*, 67-71. Obtenido de https://revista.ibp.co.cu/index.php/BV/article/view/337/758?fbclid=IwAR3_E4LtD8_Z9sNOaP0YwLDHLwmjvhyGxh9LGd8mwkqeE8RFKbwhx1JSLLE#:~:text=Se%20public%C3%B3%20por%20primera%20vez,%2C%20

Castillo, E. (2007). Comportamiento ingestivo de ganado bovino doble propósito. *Sitio Argentino de Producción Animal*, 1-13.

Comerón , E. (2012). Eficiencia de los sistemas lecheros a pastoreo y algunos factores que pueden afectarla. *Documento de campo, INTA Rafaela*, 14.

Corbea, L. A., y García Trujillo, R. (1982). Método de los pasos para estimar la composición botánica del pastizal.Conferencia. EEPF "Indio Hatuey". Cuba.

Correa, H., Pabón, M., y Carulla, J. (2008). Nutricional value of kikuyu grass (Pennisetum Clandestinum Hoechst Ex Chiov.) for milk production in Colombia: A review. I. Chemical composition, ruminal and posruminal digestibility . *Livestock Research for Rural Development*.

Correa, H., Pabón, M., y Carulla, J. (2008). Valor Nutricional del pasto kikuyo (Pennisetum Clandestinum Hoechst Ex Chiov.) para la producción de leche en Colombia (Una Revisión): II. Contenido de energía , consumo, producción y eficiencia nutricional. *Livestock Research for Rural Development*.

Correa, H., Rodríguez, Y., Pabón , M., y Carulla, J. (2012). Efecto de la oferta de pasto Kikuyo (Pennisetum Clandestinum) sobre la producción, la calidad de la leche y el balance de nitrógeno en vacas Holstein. *Livestock Research for Rural Development*.

Cruz, J., Piniero, M., y Pezo, D. (2007). Evaluación participativa de pastos con criterios de pequeños y medianos productores ganaderos. *Scielo*, 205-212.

Dávila, P., Sánchez, J., y Cabrera, L. (julio de 1993). *Las Gramíneas características generales e importancia*. Obtenido de reserchgate.net: https://www.researchgate.net/publication/281493559_Las_Gramineas_caracteristicas_generales_e_importancia

DeRamus, H., Clement, T., Giampola, D., y Dickison, P. (2003). Methane emissions of beef cattle on forages: efficiency of grazing management systems. . *Journal Environ Qual*, 269-277.

Dillon, P. (2006). Achiving high - dry matter intake from pasture with grazing dairy cows . En P. Dillon , *Fresh Hebage for Dairy Cattle* (págs. 1-26). Netherlands.

Dulau, D. (2011). Estimación del consumo de bovinos en pastoreo. Comparación de distintos métodos. *Sitio Argentino de Producción Animal*, 1-9.

Duran, F. (2011). *Pastos y forrajes para ganado.* Bogotá: Grupo Latino.

Edwards, J., Jago, J., y Lopez Villalobos, N. (2013). Milking efficiency for grazing dairy cows can be improved by increasing automatic cluster remover thresholds without applying premilking stimulation . *American Dairy Science Association*, 3766-3773.

Elizondo, J. (2009). *Requerimientos nutricionales del ganado de leche según el modelo de NRC 2001.* Obtenido de Estación Experimental Alfredo Volio Mata: http://eeavm.ucr.ac.cr/Documentos/ARTICULOS_PUBLICADOS/2009/120.pdf

Eroles, S., y Crosetti, D. (2018). Reconociendo malezas- Trifolium repens L. "trébol blanco", "trébol rastrero", "trébol amargo". *INTA*, 1-2.

Escobosa, A. (24 de Abril de 2016). *Alimentación.* Obtenido de Producción de leche con ganado bovino:

http://www.ucv.ve/fileadmin/user_upload/facultad_agronomia/Requerimientos_de_Vacunos_de_Leche.pdf

Estrada, I., Avilés, F., Estrada, J., Pedraza, P., Yong, A., y Cástelan, O. (2014). Estimación del consumode pasto estrella (Cynodon plectostachyus K. Schum) por vacas lecheras en pastoreo mediante las tecnicas de n-alcanos, diferencia en masa forrajer y comportamiento al pastoreo. *Tropical and Subtropical Agroecosystems*, 463-477.

FAO. (2006). Las repercusiones del ganado en el medio ambiente. *Organización de las Naciones Unidas para la Agricultura y la Alimentación*, 1-5. Recuperado el 25 de Julio de 2018, de http://www.fao.org/ag/esp/revista/0612sp1.htm

FAO. (2009). La Larga Sombra Del Ganado: Problemas Ambientales y Opciones. *Organización de las Naciones Unidas para la Agricultura y la Alimentación*, 27-100. Recuperado el 30 de Julio de 2018, de http://www.fao.org/3/a-a0701s.pdf

Fernández, M. (2014). Necesidades de minerales y vitaminas. *Mundo Ganadero*, 4.

Fraga, M. (2010). Microbiota Ruminal: estrategias de modulación con microorganismos fibrolíticos . *ResearchGate*.

Fulkerson, W., y Lowe, K. (2003). Grazing Management. En *Encyclopedia of dairy science* (págs. 1142-1149). Waltham: Academic Press.

Fulkerson, W., Nandra, K., Clark, C., y Barchia, I. (2006). Effect of cereal-based concentrates on productivity of Holstein Friesian cows grazing short rotation ryegrass (Lolium multiflorum) or kikuyu (Pennisetum clandestinum) pastures . *Livestock Science*, 85-94.

Galli, J. R., Canguiano, C. A., y Fernández, H. H. (1996). ComportamientoiIngestivo y consumo de bovinos en pastoreo. *Sitio Argentino de producción animal*.

García , S., Islam, M., Clark , C., y Martin, M. (2014). Kikuyu-based pasture for dairy production: a review. *Crop and Pasture Science* , 65, 787-797.

García, J., y Gingins, M. (1969). Anatomía y Fisiología del aparato digestivo de los rumiantes. *Sitio Argentino de Producción Animal*, 1-4.

Gasque, R., y Posadas, E. (2012). *Manual de normas y datos técnicos en ganado lechero.* AMMVEB A.C.

Gélvez, L. (2008). *Composición nutricional del trébol Fresco* . Obtenido de Mundo Pecuario : https://mundo-pecuario.com/tema133/leguminosas_para_animales/trebol_fresco-660.html

González, I. (2011). *UCO.* Obtenido de http://www.uco.es/zootecniaygestion/img/pictorex/28_12_57_Isabel.pdf

Granzin, B. (2003). The effect of frecuency of pasture allocation on the milk production, pasture intake and behaivour of grazing cows in a subtropical environment. *Tropical Grasslands*, 84-93.

Grazin, B. (2005). Effects of a fibrolytic enzyme supplement on the performance of Holstein Friesian cows grazing kikuyu. *Tropical Grasslands* , 112-116.

Grudsky, R., y Arias, J. (1983). Aspectos generales de la microbiología del rumen. *Sitio Argentino de Producción Animal*, 1-13.

Guevara , R., Calle , G., Loja , J., Ortuño, C., Narváez, J., Tinoco , X., . . . Guevara , G. (2018). Respuesta de vacas en producción lechera y emisión potencial de metano con relación a la altura inicial y residual del pastizal. *Revista Ecuatoriana de Ciencia Animal*, 1-7.

Guevara , R., Calle , G., Loja , J., Ortuño, C., Narváez, J., Tinoco , X., . . . Guevara , G. (2018). Respuesta devacas en producción lechera y emisión potencial de metano con relación a la altura inicial y residual del pastizal. *Revista Ecuatoriana de Ciencia Animal* , 1-7.

Guevara, R., Martini, A., Lotti, C., Curbelo, L., Guevara, G., Lascano, p., . . . Bastidas, H. (2016). MILK PRODUCTION AND SUSTAINABILITY OF THE DAIRY LIVESTOCK SYSTEMS WITH A HIGH CALVING CONCENTRATE PATTERN AT THE EARLY SPRING. *Red VET, 17*(5), 6.

Gutiérrez, O., Delgado, D., Oramas, A., y Cairo, J. (2005). Consumo y digestibilidad de materia seca y nitrógeno total en vacas en pastoreo durante la epóca de lluvias, con bancos de proteína y sin ellos. *Revista Cubana de Ciencia Agrícola*, 593-597.

Haydock, K., y Shaw, N. (1975). The comparative yield method for estimating dry matter yield of pasture. *Australian Journal of Experimental Agriculture and Animal Husbandry*, 663-670.

Histrov, A., Oh, J., Firkins, J., Dijkstra, J., Kebreab, E., Waghorn, G., . . . Tricarico, J. (2013). Special topics--Mitigation of methane and nitrous oxide emissions from animal operations: I. A review of enteric methane mitigation options. *Journal of Animal Sciencie*, 5045-5049.

Hodgson, J. (1990). Science into practice. *Grazing Management*, 203.

Holmes , C. (2006). Claves del tambo pastoril. *Ergomix*, 649. Obtenido de http://revistaecuatorianadecienciaanimal.com/index.php/RECA/article/view/98/95

Hristov, A., Hazen, W., y Ellsworth, J. (2006). Efficiency of use of imported nitrogen, phosphorous, and potassium and potential for reducing phosphorous imports on idaho dairy farms. *J. Dairy Sci, 89*(9), 3702-3712.

Hristov, A., Oh, J., Firkins, J., Dijkstra, J., Kebreab, E., Waghorn, G., . . . Tricarico, J. (2013). Special topics--Mitigation of methane and nitrous oxide emissions from animal operations: I. A review of enteric methane mitigation options. *Journal of Animal Sciencie*, 5045-5069.

Hughes, H., Heath, M., y Metcalfe, D. (1966). *Forrajes.* México: Editorial Continental.

INEC. (2012). *Encuesta de Superficie y Producción Agropecuaria.* Recuperado el 23 de Septiembre de 2018, de INSTITUTO NACIONAL DE ESTADÍSTICA Y CENSOS: http://www.ecuadorencifras.gob.ec/estadisticas/?option=com_content&view=article%20&Itemid=414&&id=3%2071&TB_iframe=true&height=414

INEC. (2016). *Encuesta de superficie y producción agropecuaria continua ESPAC 2016.* Obtenido de www.ecuadorencifras.gob.ec: http://www.ecuadorencifras.gob.ec/documentos/web-inec/Estadisticas_agropecuarias/espac/espac-2016/Informe%20ejecutivo%20ESPAC_2016.pdf

INIA. (2012). Práctica de labranza miníma y trébol blanco. *INIA*, 1-2.

INIA-INDAP. (2006). *Manual de producción de leche para pequeños y medianos productores.* Obtenido de bibliotecainia.cl: http://biblioteca.inia.cl/medios/biblioteca/boletines/NR33823.pdf

Johnson, K., y Johnson, D. (1995). Methane emissions from cattle. *Journal of Animal Science*, 2483-2492.

Kristensen, T., Mogensen, L., y Knudsen, M. (2011). Effect of production system and farming strategy on greenhouse gas emissions from commercial dairy farms in a life cycle approach. *Livestock Science*, 136-140.

León, R., Bonifaz, N., y Gutierréz, F. (2018). *Pastos y Forrajes del Ecuador: siembra y producción.* Quito: Editorial Universitaria Abya-Yala.

López Villalobos, N., Holmes, C. W., y Garrick, D. J. (2000). The Milk productions System in New Zealand. *Palmerston North, Institute of Veterinary, Animal and Biomedical Sciences, Massey University.*

López, J., Andressen, R., y Nieves, D. (2015). Estimación de emisión de metanopor la ganadería bovina en Venezuela, período 1997-2007. *Research Gate*, 1-8.

Mac, R. (2010). Requerimientos de proteína y formulación de raciones en bovinos para carne . *Sitio Argentino de producción animal* , 6.

Machmuller, A., y Clark, H. (2006). First results of a meta-analysis of the methane emissions data of New Zealand ruminants. *International Congress Series*, 54-57.

Macías, R., y Villamizar, E. (2015). Efecto de dos disponibilidades de pradera sobre la tasa de sustitución al ofrecer alimentos balanceados en vacas lecheras.

MAG. (2003). *Informe sobre Recursos Zoogeneticos Ecuador.* Obtenido de Ministerio de Agricultura y Ganaderia : http:// www.fao.org/ag/againfo/programmes/en/genetics/.../Ecuador.pdf

MAGAP. (4 de Enero de 2016). *Ministerio de Agricultura y Ganadería.* Obtenido de http://sinagap.agricultura.gob.ec/index.php/resultados-censo-provincial/file/592-reporte-de-resultados-del-censo-provincial-completo

Maiztegui, J. (2001). *Necesidades nutritivas del ganado vacuno lechero.Resumen del NRC 2001.* Obtenido de http://www.fcv.unl.edu.ar/archivos/grado/catedras/nutricionrumiantes/informacion/material/Necesidadesnutritivasdelganadovacunolechero.pdf

Marín, A. (2013). *Estimación del inventario de emisiones de metano entérico de ganado lechero en el departamento de Antioquia, Colombia.* Recuperado el 11 de Julio de 2018, de bdigital.unal.edu.co: http://www.bdigital.unal.edu.co/11666/1/43979169.2014.pdf

Martínez, J., Alarcón, A., Muñoz, E., y Avellaneda, Y. (2018). El kikuyo, una gramínea presente en los sistemas de rumiantes. *Revista CES*, 137-152.

Máscolo, L. (2016). Producción de metano en rumiantes. Problemas y herramientas para reducirlo. *Ergomix*, 1-5.

McDonald, P., Edwards, R., Greenhalgh, J., Morgan, C., Sincliar, L., y Wilkinson, R. (2013). *Nutrición Animal.* Zaragoza: Acribia.

Mejía, J. (2002). Consumo voluntario de forraje por rumientes en pastoreo. *Redalyc.org*.

Mendoza, P., y Lascano, C. (1986). Mediciones en la pastura en esayos de pastoreo.

Milera, M. (2013). Contribución de los sistemas silvopastoriles en la producción y el medio ambiente. *Avances en Investigación Agropecuaria*, 7-24.

Miñon, D., Gallego, J., y Barbarosa, R. (2013). Producción de forraje de especies y cultivares de leguminosas en valles regados norpatagónicos. *INTA*, 25-31.

Montaño, C. (2005). *Tesis "Identificación de la composición botánica de los potreros y análisis bromatológicos de los principales especies forrajeras de la Hoya de Loja".* Loja.

Nava, C., y Díaz, A. (2001). Introducción a la digestión ruminal. *Sitio Argentino de Producción Animal*, 1-13.

Nie, Z., Miller, S., Moore, G., Hackney, B., Boshma, S., Reed, K., . . . Dear, B. (2008). Field evaluation of perenial grasses and herbs in southern Australia. 2. Persistence, root characteristics and summer activity. *Autralian Journal of Experimental Agriculture*, 424-435.

Obispo, N. (1992). Los Hongos Anaeeróbicos del Rumen. *Sitio Argentino de Producción Animal*, 1-7.

Orskov, E. (2005). *Ciclo de conferencias de nutrición de rumiantes en la Universidad de Camaguey.*

Parga, J. (2003). Utilización de las praderas y manejo de pastoreo con vacas lecheras. *INIA-Remehue*, 24-43.

Pérez Infante, F. (2010). Ganadería Eficiente Bases fundamentales. La Habana: Ministerio de Agricultura.

Pinochet, D. (1988). Estimación de las necesidades de trébol para la estabilidad de una pradera en la décima región de Chile . *XV. Reunión Latinoamericana de Rhizobiología* .

Pintado, J., y Vásquez, C. (2016). *Relaciones entre composición botánica, disponibilidad y la producción de leche en vacas a pastoreo en los sistemas de producción en el cantón Cuenca.* Obtenido de dspace.ucuenca.edu.ec: http://dspace.ucuenca.edu.ec/bitstream/123456789/25554/1/tesis.pdf.pdf

Posada, S., Cerón, J., Arenas, J., Hamedt, J., y Alvárez, A. (2013). Evaluation of ryegrass (Lolium spp.) establishment in kikuyu grass (Pennisetum clandestinum) paddocks using zero tillage. *Revista CES Medicina Veterinaria y Zootecnia*, 23-32.

Ramírez, F. D. (2009). *Cultivo de pastos y forrajes: silvopastoriles-forraje verde hidropónico.* Bogotá: Grupo Latino EDITORES.

Ramírez, R. (2013). Formulación de raciones para carne y leche. desarrollo de un módulo práctico para técnicos y estudiantes de ganadería de Guanacaste, Costa Rica. *Redalyc*, 128-153.

Ray, J., Vialmonte, M., Benítez, D., García, F., y Vega, A. (2016). Consumo voluntario, digestibilidad y balance de nutrientes de vacas criollas en pastoreo racional en el Valle del Cauto Cuba. *Revista Amazónica Ciencia y Tecnología*, 146-158.

Revees, M. (1997). *Milk production for kikuyu (Pennisetum clandestinum) grass pastures.* Obtenido de The University of Sydney: https://ses.library.usyd.edu.au/handle/2123/14526

Reyes, A. (2006). Efecto de la frecuencia e intensidad del pastoreo primaveral en el rendimiento y calidad de una pastura permanente. Temuco, Chile.

Rivera, M. (24 de junio de 2014). Regeneracion de la pradera artificial con la aplicacion de enmiendas e incorporacion de especies forrajeras nativas-naturalizadas e introducidas. Riobamba, Chimborazo, Ecuador. Obtenido de http://dspace.espoch.edu.ec/bitstream/123456789/3765/1/17T1233.pdf

Rodriguez , R., Sosa, A., y Rodríguez , Y. (2007). La síntesis de proteína microbiana en el rumen y su importancia para los rumiantes. *Revista Cubana de Ciencia Agrícola* , 303-311.

Roman Ponce, S., y Hernández Medrano, J. (2016). Producció y medición de Metano (ch4) en el Ganado Bovino. *Revista Ganadero*, 184-188.

Roteger, A. (2005). Fermentación ruminal, degradación proteica y sincronización energía-proteína en terneras de cebo intensivo. Cataluña, España.

Ruiz, A. (2016). El consumo de materia seca (MS) en la vaca lechera. *GENBIOGAN.*

Saldanha, S., Boggiano, P., y Cadenazzi, M. (2010). Intensidad del pastoreo sobre la estructura de una pastura de Lolium perenne cv Horizon. *Agrociencia Uruguay, 14*(1), 44 - 54. Recuperado el 23 de Septiembre de 2018, de http://www.scielo.edu.uy/pdf/agro/v14n1/v14n1a07.pdf

Sánchez, J. (2000). Nutrición energética del ganado lechero. *Nutrición Animal Tropical*, 32.

Suárez, K. S. (2005). *Alimentación Animal: Alimentación Bovinos.* México: Universida Nacional Autónoma de México.

Tarzona, A., Ceballos, M., Naranjo, J., y Cuartas, C. (2012). Factores que afectan el comportamiento de consumo y selectividad de forrajes en rumiantes. *Revista Colombiana de Ciencias Pecuarias.*

Teuber, N. (1988). La pradera en el llano longitudinal de la X Región (Valdivia - Chiloé). *INIA. Ministerio de Agricultura* , 479-491.

Torres, L. (Enero de 2009). *Estudio de prefactibilidad para la implementación de la prooducción y comercialización de leche cruda en la finca"la floresta".* Obtenido de http://bibdigital.epn.edu.ec/bitstream/15000/1678/1/CD-2200.pdf

Tozer, P., Bargo, F., y Muller, L. (2004). The effect of pasture allowance and supplementation on feed efficiency and profitability or dairy systems. *Journal of Dairy science*, 2902-2911.

Van Lier, E., y Regueiro, M. (2008). Digestión Retículo-Rumen. Montevideo.

Vargas, E. (08 de 10 de 2013). Consumo de alimento y control de pH ruminal en bovinos lecheros. *El Mercurio Campo.*

Vargas, J., Cárdenas, E., Pabón, M., y Carulla, J. (2012). Emisión de metano entérico en rumiantes en pastoreo. *Archivos de zootecnia, 61*, 51¬66. Recuperado el 11 de Julio de 2018, de https://www.uco.es/ucopress/az/index.php/az/article/download/2958/1728

Varón, L. (2011). Las dietas en las emisiones de metano durante el procesode rumia en sistemas de producción bovina. *Revista de Investigación Agraria y Ambiental, 2*(1), 55-64.

Vélez, E. (2013). Factores de origen ambiental que afectan la producción de leche en vacunos bajo pastoreo semi-intensivo. *Sitio Argentino de Producción Animal*, 1-11.

Vermorel, M. (1995). Emissions annualles de methane d'origine digestive par les bovines en France, variation selon le type d'animal et le niveau de production. *INRA, Prod Anim.*, 265-275.

Villalobos , L., Arce, J., y WingChing, R. (2013). Producción de biomasa y costos de producción de pastos Estrella Africana (Cynodon nlemfuensis), kikuyo (kikuyuocloa clandestina) y Ryegrass Perenne (Lolium perenne) en lecherías de Costa Rica. *Agronomía Costarricense*, 91-103.

Villalobos, L., y Sánchez, J. (2010). Evaluación agronómica y nutricional del pasto Ryegrass Perenne Tetraploide (Lolium Perenne) producido en lecherias de las zonas altas de Costa Rica. Producción de biomasa y fenología. *Scielo*, 31-42.

Vivanco, B. (2011). *Tesis de Grado. "Introducción de Leguminosas Forrajeras en Potreros de Kikuyo con la Aplicación de Abonos Químicos i Óranicos en la Quinta Experimental Punzara".* Loja : Universidad Nacional de Loja.

Vizcarra, R. (Agosto de 2015). *Centro de la industria láctea del Ecuador.* Obtenido de http://www.pichincha.gob.ec/phocadownload/publicaciones/la_leche_del_ecuador.pdf

10. ANEXOS

Anexo 1. Plantilla de campo Disponibilidad Forrajera.

Disponibilidad forrajera				
Potrero #				
Fecha **Altura Inicial**			**Altura Residual**	

Anexo 2. Plantilla de campo Composición – Estructura Botánica.

Composición- Estructura botánica						
Potrero #:				Fecha		
ryegrass		kikuyo		trébol	Especies de hoja ancha	Otros

Estructura Botánica			
Potrero #:		Fecha	
Peso total	% de tallos	% de hojas	% de material muerto

María Alexandra Angamarca Padilla
Paola Andrea Patiño Puma

Anexo 3: Potreros seleccionados y clasificados para la investigación.

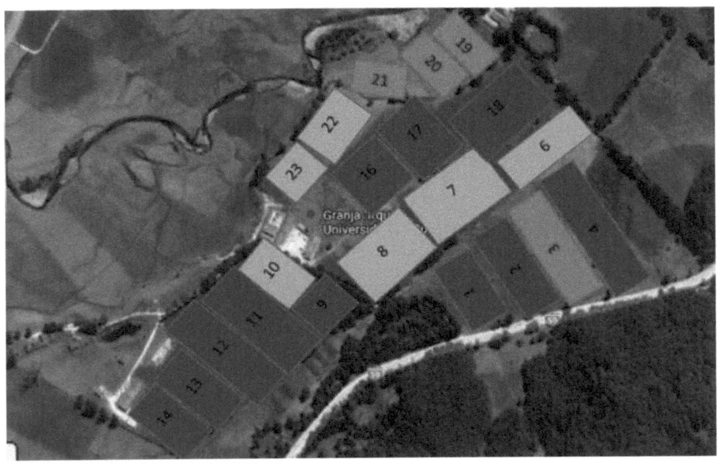

Clasificación de los potreros destinados al hato de producción: Kikuyo, Rye Grass, **Mezcla Forrajera**

Anexo 4. Obtención de muestras.

Altura Inicial

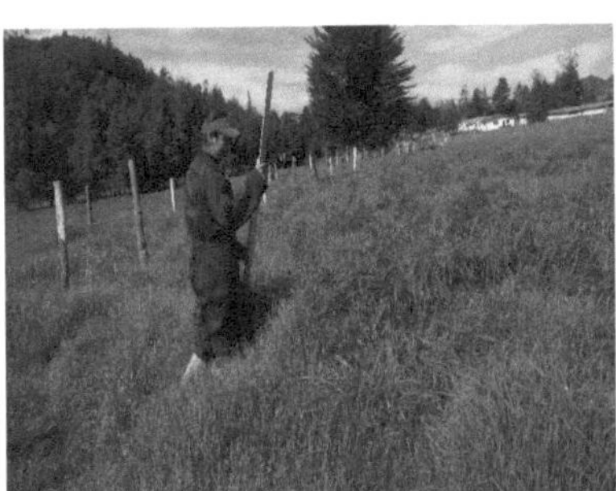

Fuente: Angamarca y Patiño 2019.

Disponibilidad Forrajera

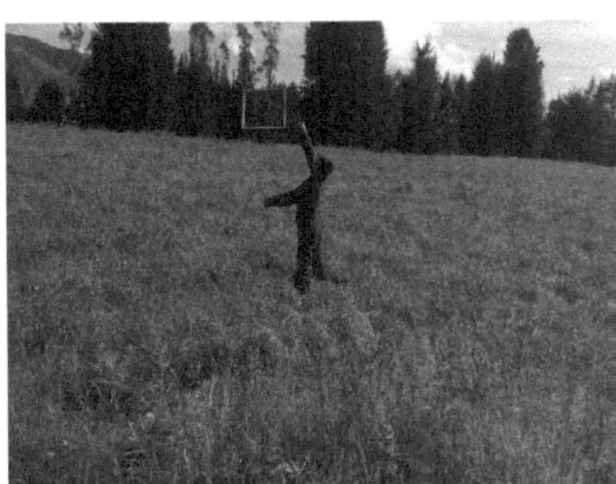

Fuente: Angamarca y Patiño 2019.

Anexo 5: Análisis Bromatológico: Pasto Kikuyo

MC-LSAIA-2201-04

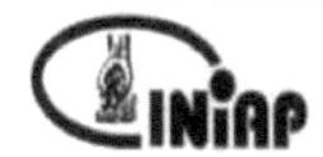

INSTITUTO NACIONAL AUTONOMO DE INVESTIGACIONES AGROPECUARIAS
ESTACION EXPERIMENTAL SANTA CATALINA
DEPARTAMENTO DE NUTRICION Y CALIDAD
LABORATORIO DE SERVICIO DE ANALISIS E INVESTIGACION EN ALIMENTOS
Panamericana Sur Km. 1. Cutuglagua Tlfs. 2690691-3007134. Fax 3007134
Casilla postal 17-01-340

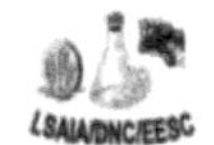

INFORME DE ENSAYO No: 19-030

NOMBRE PETICIONARIO:	Paola Patiño Puma	INSTITUCION:	Particular
DIRECCION:	Cuenca	ATENCION:	Paola Patiño
FECHA DE EMISION:	7 de marzo de 2019	FECHA DE RECEPCION.:	21 de febrero de 2019
FECHA DE ANALISIS:	Del 22 de febrero al 7 de marzo de 2019	HORA DE RECEPCION:	08H15
		ANALISIS SOLICITADO	Proximal, calcio fósforo

ANÁLISIS	HUMEDAD	CENIZAS$^{\Omega}$	E.E.$^{\Omega}$	PROTEINA$^{\Omega}$	FIBRA$^{\Omega}$	E.L.N.$^{\Omega}$	IDENTIFICACIÓN
METODO	MO-LSAIA-01.01	MO-LSAIA-01.02	MO-LSAIA-01.03	MO-LSAIA-01.04	MO-LSAIA-01.05	MO-LSAIA-01.06	
METODO REF.	U. FLORIDA 1970	U. FLORIDA 1970	U. FLORIDA 1970	U. FLORIDA 1970	U. FLORIDA 1970	U. FLORIDA 1970	
UNIDAD	%	%	%	%	%	%	
19-0225	74,04	13,89	2,81	14,57	32,64	36,09	Pasto
ANÁLISIS		Ca$^{\Omega}$	P$^{\Omega}$				
MÉTODO		MO-LSAIA-03.01.02	MO-LSAIA-03.01.04				
METODO REF.		U. FLORIDA 1980	U. FLORIDA 1980				
UNIDAD		%	%				
19-0225		0,27	0,32				Pasto

Los ensayos marcados con Ω se reportan en base seca

OBSERVACIONES: Muestra entregada por el cliente

RESPONSABLES DEL INFORME

Dr. Iván Samaniego, MSc.
RESPONSABLE TÉCNICO

INIAP LSAIA D.N.C. E.E. SANTA CATALINA

Ing. Bladimir Ortiz
RESPONSABLE CALIDAD

Anexo 6. Medias de resumen de la composición botánica de los potreros en estudio.

Variable	n	Media	D.E.	E.E.	CV	Mín	Máx	Mediana	Q1	Q3
K	21	32,76	18,15	3,96	55,40	5,00	61,00	37,00	18,00	50,00
R	21	24,24	19,10	4,17	78,81	2,00	63,00	23,00	10,00	31,00
T	21	22,67	6,39	1,39	28,19	9,00	30,00	25,00	17,00	27,00
EHA	21	6,14	6,39	1,39	104,02	0,00	23,00	5,00	1,00	7,00
O	21	14,29	7,18	1,57	50,24	3,00	27,00	14,00	9,00	19,00

K: kikuyo, R: ryegrass, T: trébol, EHA: especies de hoja ancha, O: otras especies

Anexo 7. Medias de resumen de la producción.

Variable	n	Media	D.E.	E.E.	CV	Mín	Máx	Mediana	Q1	Q3
DP	37	3,30	0,74	0,12	22,45	2,00	4,00	3,00	3,00	4,00
AI	37	44,89	13,40	2,20	29,86	27,12	79,17	41,40	34,26	53,09
AR	37	16,97	4,79	0,79	28,22	8,63	29,60	15,87	13,44	18,96
DA	37	27,92	11,11	1,83	39,79	12,49	56,89	25,88	18,93	35,59
AC	37	60,97	9,30	1,53	15,26	34,00	83,00	61,00	56,00	67,00
PI	37	3782,38	1063,14	174,78	28,11	2056,00	6046,00	3806,00	2931,00	4704,00
PR	37	1566,24	709,06	116,57	45,27	510,00	3214,00	1483,00	1072,00	2049,00
DIFP	37	2216,14	940,60	154,63	42,44	277,00	4207,00	2040,00	1477,00	2996,00
CON	37	57,78	16,90	2,78	29,25	12,00	85,00	58,00	47,00	67,00
PRO	37	10,19	0,70	0,11	6,86	8,75	11,81	10,25	9,78	10,70
DL	37	278,45	14,13	2,32	5,07	246,00	301,33	281,00	268,92	290,33
H	37	51,46	11,02	1,81	21,41	27,00	79,00	50,00	44,00	57,00
T	37	28,46	7,85	1,29	27,58	15,00	48,00	29,00	23,00	34,00
MM	37	19,49	11,78	1,94	60,46	2,00	48,00	17,00	11,00	24,00

DP: días de permanencia. AI: altura inicial, AR: Altura residual, DA: Diferencia de altura, AC: altura consumida, PI: peso inicial, PR: peso residual, DIFP: diferencia de peso, CON: porcentaje de consumo, PRO: producción láctea, DL: Días de lactancia, H: hojas, T: tallos, MM: material muerto.

Anexo 8. Medias de resume de la estimación de metano de los potreros seleccionados.

Variable	n	Media	D.E.	E.E.	CV	Mín	Máx	Mediana	Q1	Q3
MET	24	38,57	3,11	0,63	8,05	33,71	48,57	37,94	36,48	39,27
PRO	24	10,15	0,76	0,15	7,45	8,75	11,81	10,18	9,60	10,34
H	24	51,58	11,45	2,34	22,19	27,00	76,00	52,00	43,00	58,00
T	24	29,00	7,89	1,61	27,21	15,00	48,00	29,50	24,00	34,00
MM	24	18,46	12,71	2,60	68,88	2,00	48,00	14,50	11,00	22,00
I	24	0,67	1,58	0,32	236,83	0,00	7,00	0,00	0,00	0,00

MET: metano, PRO: producción láctea, H: hojas, T: tallos, MM: material muerto, I: inflorescencia.

Anexo 9. Análisis de datos mediante Shapiro Wilks para la correlación en la variable metano.

Variable	n	Media	D.E.	W*	p(Unilateral D)
MET	24	38.57	3.11	0.91	0.0848
PRO	24	10.15	0.76	0.96	0.7382
H	24	51.58	11.45	0.99	0.9887
T	24	29.00	7.89	0.96	0.7500
MM	24	18.46	12.71	0.81	<0.0001
I	24	0.67	1.58	0.53	<0.0001
TMVha	24	21.84	9.24	0.98	0.9802
TMSha	24	4.14	1.59	0.97	0.8830

MET: metano, PRO: producción láctea, H: hojas, T: tallos, MM: material muerto, I: inflorescencia, TMVha: toneladas métricas de materia verde por hectárea, TMSha: toneladas métricas de materia seca por hectárea.

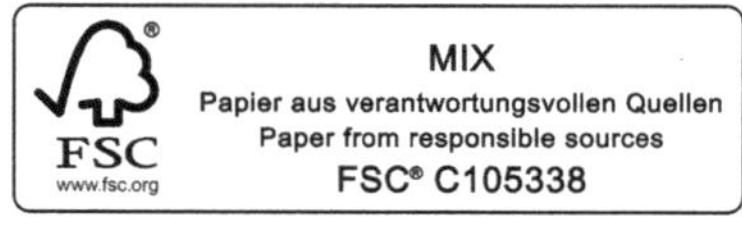

Printed by Books on Demand GmbH, Norderstedt / Germany